El pequeño gran libro de la ansiedad

Biografía

Me llamo Ferran Cases. A los 15 años empecé a sufrir ansiedad, hasta que a los 21 desarrollé una parálisis corporal debido a ella. Desde ese momento mi vida cambió. Encerrado en casa, comencé a estudiar cómo funcionaba la ansiedad y qué podía hacer para librarme de ella. Cuando lo conseguí, decidí contárselo al mundo, porque yo me sentí muy solo en todo este proceso, y no quiero que nadie se sienta igual. Así que tomé la decisión de empezar a dar charlas y escribir libros contando mi experiencia. Me he rodeado de un fabuloso equipo de científicos, psicólogos y terapeutas, y he creado un curso que ha ayudado a miles de personas a superar su ansiedad. Gracias a haberla sufrido hago lo que hago y soy quien soy. Desde hace unos años la vida me ha llevado a divulgar sobre salud mental y bienestar, y aunque la ansiedad sigue siendo mi tema central, hablo de muchos aprendizajes que esta me ha enseñado y que se pueden aplicar con éxito para ser más feliz en un mundo cada vez más cambiante y veloz.

ferrancases.com

Ferran Cases

El pequeño gran libro de la ansiedad

Una guía práctica para vencerla paso a paso

DIANA

Obra editada en colaboración con Editorial Planeta – España

Adaptación de la portada: Booket / Área Editorial Grupo Planeta
Ilustración de la portada: Shutterstock

Bajo el sello editorial PAIDÓS M.R.
Avenida Presidente Masarik núm. 111,
Piso 2, Polanco V Sección, Miguel Hidalgo
C.P. 11560, Ciudad de México
www.planetadelibros.com.mx
www.paidos.com.mx

Primera edición impresa en España en Booket: enero de 2024
ISBN: 978-84-1119-124-1

Primera edición impresa en México en Booket: abril de 2024
Segunda reimpresión en México en Booket: septiembre de 2024
ISBN: 978-607-569-702-4

Nota: Este libro debe interpretarse como un volumen de referencia. La información que contiene está pensada para ayudarte a tomar decisiones adecuadas respecto a tu salud y bienestar. Ahora bien, si sospechas que tienes algún problema médico o de otra índole, el autor y la editorial te recomiendan que consultes a un profesional.

Impreso en los talleres de Operadora Quitresa, S.A. de C.V.
Calle Goma No. 167, Colonia Granjas México, C.P. 08400, Iztacalco, Ciudad de México.
Impreso en México – *Printed in Mexico*

SUMARIO

Segundo piso

Hábitos, no hay secretos

Tercer piso

La teoría del 5x4. No necesitas más de veinte minutos

Cuarto piso

La regla de los seis pasos del sueño

Quinto piso

The Anxiety Polar Star. La guía hacia la salida

Sexto piso

Aprender de los sabios: vivir sin ansiedad

Segunda parte

El arte de ser feliz

INTRODUCCIÓN

Hace ya casi diez años que no sufro ansiedad. Diez maravillosos años desde que coroné el monte de la serenidad. Un monte en el que la cima representa la liberación de la ansiedad.

Desde esta cima, todo aquello que me parecía grande se ve pequeño. Me doy cuenta del verdadero camino que he hecho para salir de la ansiedad y me percato de todo lo bueno que me ha aportado.

Si no hubiera tenido ansiedad generalizada y ataques de pánico, mi vida sin duda no sería la que es hoy.

Hay dos pasos imprescindibles para salir de la ansiedad:

1. Aprender a reducir y eliminar la sintomatología.
2. Conocer bien quién eres y cómo interpretas el mundo que te rodea, para hacer desaparecer la ansiedad para siempre de tu vida.

La primera parte es mucho más fácil de lo que crees. Lo único que hay que hacer es aplicar las herramientas adecuadas de manera correcta.

La segunda parte es algo más compleja, sobre todo porque

requiere de más tiempo, ya que conocerte a ti mismo es un arduo trabajo y necesitas tener muy claro dónde quieres llegar.

Con los años, me he dado cuenta de que estos dos niveles, imprescindibles para salir de la ansiedad, tienen algo en común, y si no utilizamos ese «algo» de la manera correcta, nada funciona. Suele ser ahí donde fallamos todos y, en consecuencia, es ahí donde hay que poner el foco de atención. Esta característica común de la que hablo son los hábitos.

Sí, como lo oyes: los hábitos son la llave para conseguir el éxito. Si estás sufriendo ansiedad, serán los hábitos los que te liberarán de ella, y una vez libre serán dichos hábitos los que te llevarán a conseguir lo que te propongas en la vida.

En este pequeño manual te voy a contar todo aquello que he aprendido de los hábitos, cómo me han llevado a salir de la ansiedad y cómo gracias a ellos he conseguido, y sigo consiguiendo, todo aquello que me propongo en la vida. Vamos a explorar qué patrones nos llevan a sentir ansiedad y cómo cambiarlos. Aprenderás cómo moldear tu cerebro, cambiar tus pensamientos y salir del miedo, que al final es el detonante que te ha llevado a esta situación.

Te propongo que lo hagamos juntos abarcando los dos niveles mencionados. Y que lo hagamos de forma ordenada. Vamos a construir una escalera hasta llegar al éxito, una escalera de 35 escalones que vamos a ir subiendo uno a uno, marcándonos como objetivo parar en cada piso a reflexionar. Si me das la mano, subiremos juntos.

¿Te lanzas?

1. Mantener la mente abierta a nuevos conocimientos.
2. Tener ganas de aprender un poco de neurociencia para *dummies*.
3. Mucha paciencia.
4. Fuerza de voluntad.
5. Ganas de practicar.
6. No inventar excusas.
7. No tener miedo al miedo; ten miedo a no atreverte, a no empezar.
8. Entender que la palabra *imposible* no existe para ti.
9. No decirte nunca: «por un día que no lo haga no pasa nada».
10. Entender que todos podemos cambiar, no existe el «es que yo soy así».
11. La mala suerte no existe, tú decides tener ansiedad.
12. Aprender a nunca rendirte.
13. Aprender a levantarte siempre; caerás, como todo el mundo.
14. Empiezas hoy con todo, no mañana.
15. Todo es posible, ni te lo cuestiones.
16. Salir de la ansiedad tiene su precio, tienes que estar dispuesto a pagarlo.
17. Estar dispuesto a abandonar lo que te aleja de tu objetivo.
18. Tu enemigo número uno es la pereza.
19. Aprender a cultivar tu mente, es tu templo.
20. Lo que pienses no importa, importa lo que haces.

Estos veinte puntos los iremos viendo escalón a escalón, pero es importante que estés familiarizado con ellos antes de empezar. Pues sin esta actitud, la ansiedad nos puede vencer.

Empecemos a andar.

PRIMERA PARTE

PRIMER PISO

La respiración del bostezo

Vamos a empezar a andar. Te cuento cómo va a funcionar esto: para coronar este nivel necesitas subir los siete primeros escalones y tu éxito es llegar a dominar la respiración del bostezo, nuestro primer piso. Esta respiración, que seguro que conoces bien pues todos sabemos bostezar, es la primera gran herramienta que te vas a llevar. Y verás lo eficaz que es para rebajar tu sintomatología, sea la que sea, y aprender a gestionarla.

Aprender a respirar de manera diafragmática y aprender a imitar de forma artificial un bostezo será nuestro primer objetivo.

En este primer piso vamos a practicar esta respiración y subiremos los siete primeros escalones para reflexionar y aprender sobre nuestros pensamientos y la importancia de entenderlos y dominarlos. También sobre la diferencia entre mente y cerebro, y cómo actúan en nuestro proceso de la ansiedad. Observaremos nuestros pensamientos y cómo funcionan, y analizaremos por qué nos causan ansiedad. Y, finalmente, veremos la importancia de la respiración, qué tipos de respiración nos provocan ansiedad y cuáles nos sacan de ella, y cómo debemos hacer para aplicar unas de manera automática y otras no.

ESCALÓN N.º 1

Todo está en el coco

En 1508 el papa Julio II, sin saberlo ni quererlo, hizo desde mi punto de vista una de las grandes proezas metafóricas de la historia. Me explico. Fue en ese año cuando dicho papa encargó decorar toda la bóveda de la Capilla Sixtina —sin duda la más famosa del Palacio Apostólico de la Ciudad del Vaticano—, a uno de los grandes maestros del arte de la historia.

Miguel Ángel, el gran artista del Renacimiento.

¿Te has fijado bien en el famosísimo fresco del techo de la Capilla Sixtina? Representa uno de los nueve episodios del Génesis, en concreto la creación de Adán, el primer hombre.

Pero Miguel Ángel nos muestra algo más entre líneas (googlea la imagen y fíjate en la composición de la obra). En la composición de la derecha se ve a Dios representado como un señor barbudo con túnica blanca, rodeado de ángeles desnudos y con Eva, la primera mujer, debajo de su brazo. Y si te fijas bien, podrás ver su semejanza con un cerebro humano.

Hace más de quinientos años, en una época en la que todo esto no se podía decir muy alto, Miguel Ángel enfoca ya a que TODO ESTÁ EN EL CEREBRO.

Es decir, Dios es nuestro cerebro. Toda conciencia, toda interpretación de la vida, nace en él.

El cerebro es el órgano principal del sistema nervioso central y es impresionante ver cómo es capaz de construir la mente. Luego hablaremos sobre estos dos conceptos y sus diferencias y semejanzas. Pero para empezar este primer escalón, quiero que entiendas que gracias al cerebro y a la mente nos podemos entender a nosotros mismos y comprendemos el mundo que nos rodea. El camino para salir de la ansiedad consiste en eso exactamente: saber quién soy y cómo interpreto el mundo. Conseguido esto, la ansiedad desaparece para siempre.

Tu vida consciente transcurre en el cerebro. La mente es un conjunto de estímulos que suceden en las redes neuronales que van íntimamente conectadas a nuestro sistema nervioso.

A lo largo de nuestra vida vamos recopilando información de nuestro mundo interior y del exterior a través de nuestros sentidos y la mente se encarga, a través del trabajo de coordinar varias partes del cerebro, de almacenar esa información, en forma de mapa, creando de esa manera el yo, a través de nuestras experiencias y aprendizajes.

Tardamos años en hacer este proceso, el cual vamos desarrollando poco a poco a lo largo de nuestra vida y adquiriendo de forma genética a través de la evolución de la especie.

Si la interpretación que tenemos del mundo exterior y el modo en que nos relacionamos con él es a través de emociones como el miedo, la autoexigencia, la ira o la preocupación, crearemos una actitud ante la vida que nos provocará ansiedad. Piensa que las emociones se forman en el cerebro y van hacia el cuerpo; las sientes en forma de emoción en el cerebro y las vives en forma de síntoma en el cuerpo. Es un circuito de ida y vuelta.

Aprendizaje del escalón n.º 1

- Cambia tu manera de ver las cosas. Eres inteligente y tienes criterio propio, en realidad puedes crear en tu cerebro la opinión que consideres necesaria en cuestión de segundos.
- Lo tenemos todo en la palma de la mano. Vivimos en una sociedad donde la información, la opinión sobre todo lo que nos rodea, nos viene dada. ¿No te suenan las frases: «Esto es así, lo han dicho en la tele» o «Lo he leído en internet»? Lo que ves en la tele, lo que lees en internet o en cualquier medio es la opinión de alguien, es la manera de ver el mundo de la persona que lo está compartiendo. Tú no tienes por qué compartirlo, puedes pensar distinto.
- Leer, leer mucho, es la única manera de generar opinión propia. Si tienes ansiedad, piensa que hay alguien que ya ha pasado por eso, hay alguien que ya lo ha superado y hay alguien que lo ha compartido en un libro. Todo lo que tengas que aprender está en los libros. Y hoy en día a un clic, en *e-book* o audiolibro.

ESCALÓN N.º 2

Conversaciones con mi cerebro

Durante mucho tiempo creí que mi ansiedad aparecía por aquello que me tocaba vivir, por mi entorno. Pensaba: «Cuando tenga dinero me compraré una casa en un pueblo y mi ansiedad desaparecerá. Cuando cambie de trabajo y no tenga que aguantar al insoportable de mi jefe, mi ansiedad se irá. Cuando me pueda comprar un coche y no tenga que coger más el tren, mi ansiedad...». En fin. Durante todos esos años con esa línea de pensamiento gobernando mi cerebro, mi ansiedad, como ya habrás imaginado, no desapareció.

Hasta que un día dejé de mirar hacia fuera, y empecé a mirar hacia dentro.

No tenemos ansiedad por aquello que nos pasa en nuestro día a día, sino por aquello que pensamos sobre lo que nos pasa. Es una cuestión de conexiones neuronales, de líquidos cerebrales, de sistema nervioso, del centro gestor de las emociones (la amígdala), de la memoria (hipocampo), de las glándulas suprarrenales (con su liberación de hormonas) y, finalmente, de la musculatura. Un sinfín de «palabrotas» que vamos a ver de forma simplificada a continuación.

Una emoción, en concreto el miedo, tiene el siguiente recorrido: tú percibes un estímulo como amenaza (sea real o irreal), el miedo que sientes se genera en la amígdala, y esta decide si la amenaza es real o no. En caso afirmativo manda un mensaje al hipotálamo; este, a la hipófisis, y se activan las glándulas suprarrenales que liberan hormonas como la adrenalina o el cortisol, y la musculatura se tensa.

Me explico. Lo que quiero decir es que la ansiedad nace a partir de un estímulo externo irreal. Si te enfrentas a un peligro real, verás cómo la ansiedad no aparece. Voy a explicarte por qué. Nuestro cerebro interpreta que existe peligro a partir de un pensamiento, una idea, como, por ejemplo: «¿Qué va a pasar con mi trabajo después de la cuarentena?». Este pensamiento genera una emoción, te hace sentir miedo, y es entonces cuando tu cuerpo reacciona en consecuencia. Este empieza a hiperventilar, acelera el ritmo cardíaco, aumenta la circulación de la sangre para calentarlo y así estar preparado para atacar a ese estímulo o salir corriendo. Es lo que la psicología denomina «respuesta de huida o ataque».

Todo esto empieza en nuestro cerebro a raíz de la interpretación de un estímulo y por la generación de una emoción: el miedo. Pero ¿qué es exactamente una emoción? Acompáñame un escalón más arriba y lo veremos.

De momento, en este segundo escalón quiero que entiendas que la ansiedad que sientes cada día no es debida al trabajo, la familia, la sociedad, el marido, la pareja o la hipoteca, sino a la interpretación que tú haces de todo ello. En conclusión, la ansiedad existe en la manera que tienes de interpretar el mundo que te rodea.

Imagina dos personas. Las dos se quedan sin trabajo el mismo día, las dos tienen la misma edad y su situación familiar es idéntica. Pongamos que ambas son madres solteras con dos niños a su cargo.

La primera se llama Ana, y la segunda, Marta.

Ana, después de ser despedida, piensa: «Dios mío, ahora qué voy a hacer, tendré que sacar a las niñas de las extraescolares, no podré pagar la hipoteca, y tal y como están las cosas no encontraré trabajo. Qué pesadilla, qué desgracia, de esta no salimos».

Marta, al firmar el finiquito, piensa: «Menudo problema, pero bueno, soy buena en lo que hago, es una oportunidad para buscar otro trabajo mejor; si lo pienso bien, aquí no me sentía valorada. A lo mejor es una buena oportunidad para montar la heladería que siempre había soñado. Tendré que sacar a las niñas de las extraescolares, no pasa nada, tendré más tiempo para estar con ellas y disfrutarlas. Posiblemente tendré problemas con la hipoteca estos meses, pero ya la pagaré, sin problema, hoy mismo me pongo las pilas y a lo mejor me sale algo y ni tengo que pasar por eso. Esto es un regalo, voy a organizarme y a tope con ello».

Ana sufrirá ansiedad, Marta no. Ana interpreta la situación de manera negativa, Marta no. Para las dos es un mal trago, es un bache en su vida regular. Pero cada una ve la vida con unas gafas distintas.

Aprendizaje del escalón n.º 2

- No tienes ansiedad por aquello que te pasa, sino por aquello que piensas sobre lo que te pasa.
- La ansiedad nace en un estímulo externo irreal. Cada día tenemos miles de pensamientos. Párate a contar cuántos de ellos son positivos y cuántos negativos: si cuentas más pensamientos negativos y autodestructivos, cosa que es posible si sientes ansiedad, es hora de cambiar eso.
- Somos responsables de lo que pensamos, pero el cerebro es complejo y tiene un funcionamiento increíble. Hay que aprender cómo nos podemos comunicar con él.

ESCALÓN N.º 3

¿Qué es exactamente una emoción?

Una emoción es una función fisiológica y conductual que dispara, de manera inconsciente, una serie de respuestas en el organismo. Vamos a hablar de nuestra emoción estrella, la reina de las emociones para los que sufrimos ansiedad: EL MIEDO. Como hemos comentado con anterioridad, el miedo activa la amígdala y las glándulas suprarrenales liberan hormonas como la adrenalina o el cortisol, y la musculatura se tensa.

En realidad esto solo sirve para sobrevivir.

Sabemos que cuando un deportista va a participar en un evento importante comienza a liberar adrenalina unos días antes. Cuando llega el gran día, se produce un pico de adrenalina que le hacer rendir al cien por cien, y cuando termina el evento, esta baja a niveles normales.

En una situación de miedo pasa lo siguiente. Imagina que estás andando por la calle y se acerca una sombra por la derecha; en un principio no identificas lo que es y tus ojos envían al tálamo una señal nerviosa con la información que necesitas sobre la situación. El tálamo es una pequeña estructura en tu cerebro que se encarga de integrar las señales sensoriales. Pero él no sabe en realidad qué es esa sombra. Puede ser un autobús a punto de atropellarte o una paloma que pasa volando. Para descubrir su naturaleza, el tálamo envía esa señal a la corteza cerebral (la parte del cerebro «racional» encargada de los procesos mentales complejos), pero esta va a su ritmo y tarda un rato en devolver la respuesta (unas décimas de segundo más tarde). Es por eso que el tálamo tira millas y envía una orden a la amígdala (la parte del cerebro «emocional», la que gestiona las emociones), que es la encargada de activar la respuesta de huida o ataque. Y consigue que el cuerpo libere adrenalina (seguro que esto te suena) y el cuerpo reacciona por si acaso es un autobús.

Esta respuesta te ha salvado la vida más de una vez. Pero el problema surge cuando este mecanismo que acabamos de explicar está activo veinticuatro horas, trescientos sesenta y cinco días al año.

Aprendizaje del escalón n.º 3

- No eres raro, ya ves que lo que te sucede responde a un mecanismo normal en nuestro día a día y en nuestra supervivencia como especie.
- La respuesta es «sí». Tu cuerpo está veinticuatro horas en modo supervivencia y por eso sientes ansiedad.
- La sociedad actual no ayuda: escaparates llenos de luz, tiendas con la música a todo trapo, móviles sonando, televisores de plasma de alta resolución, y ya estamos entrando en la era de la inteligencia artificial, en la que solo dando una orden todo se pone en marcha. Pero no hace falta ir tan lejos. La luz artificial nació con la bombilla de la

mano de Thomas Edison hace tan solo 141 años. Se dice en un artículo de *Science Advances* de 2018 que nuestro cerebro tarda más o menos cien mil años en hacer actualizaciones del sistema. Es decir, tu cerebro no solo no ha actualizado toda la tecnología, sino que ni tan siquiera ha asumido que hay luz artificial. En consecuencia, tu mente está interpretando todos estos estímulos como posibles peligros y tu amígdala está a tope, reaccionando todo el rato.

- Las emociones no son buenas ni malas, simplemente son y están ahí para algo, tienen una función de supervivencia. ¿O acaso crees que nos emparejamos para ser felices? Nos gusta alguien a primera vista porque nuestro cuerpo reacciona con el fin de la reproducción, para expandir la especie, no porque busque nuestra felicidad. Si creemos otra cosa, a lo mejor es que no interpretamos bien las emociones o les damos una importancia moderna que en realidad no tienen. Lo iremos viendo mientras seguimos subiendo escalones.

ESCALÓN N.º 4

Solo de pensarlo

Acabamos de ver que cuando sucede algo que nos pone en alerta se activa la amígdala, como en el caso de la sombra y el autobús. Pero ¿sabías que el mismo mecanismo se pone en funcionamiento tan solo por pensar en algo que nos da miedo? Es decir, cuando recuerdas esa mala experiencia que viviste hace diez años, tu cerebro la interpreta como si la estuviera viviendo en el presente. Y tu cerebro inicia exactamente el mismo proceso que se daría si la estuviera viviendo de nuevo.

Delante de esta situación encontramos dos aprendizajes. El primero es que me doy cuenta de que, de la misma manera que tengo un pensamiento negativo que me provoca miedo y, en consecuencia, ansiedad, puedo tener uno positivo que lo contrarreste. Y el segundo es que, si sé que el detonante de dicha ansiedad es el pensamiento, simplemente puedo dejar de pensar. ¿O no?

Ya tenemos aquí una de las grandes frases que nos suelen decir a todos los que sufrimos ansiedad y empezamos a probar métodos para gestionarla: deja la mente en blanco. ¿Es eso realmente posible? ¿Podemos dejar de pensar? ¿Cómo podemos conseguir entonces no pensar en aquello que nos produce ansiedad?

Vamos a empezar trabajando el segundo punto: dejar de pensar.

Hace muchos años, en una de mis búsquedas antiansiedad, hice un curso de NLP (en inglés, *Neuro-Linguistic Programming*). A lo mejor te suena más como PNL, sus siglas en español, que se traducen como programación neurolingüística.

Estas palabras mágicas nos ayudan a trabajar lo siguiente:

- *Neuro:* el sistema nervioso, parte importante en el desarrollo de la sintomatología de la ansiedad.
- *Linguistic:* el lenguaje, la capacidad propia que tenemos para expresar pensamientos y sentimientos.
- *Programming:* los programas mentales y de comportamiento, por medio de los cuales organizamos nuestra experiencia para conseguir los objetivos que deseamos.

Déjame ponerte un ejemplo con algo que haces todos los días de manera muy inconsciente. Cuando vas a desbloquear el móvil, primero ves un aviso de este que te invita a desbloquearlo. Lo haces a través del sentido de la vista (neuro). A continuación, traduces el significado de la señal, desbloquear el móvil (lingüístico). Y finalmente ejecutas la acción, ya sea dibujando una contraseña con el dedo o introduciendo un código numérico o tu huella dactilar (programación).

Así de simple es esta técnica. Es muy útil para muchos procesos, pero quiero contarte una pequeñísima parte de lo que aprendí en ese taller y que está relacionada con lo que nos ocupa.

Tu objetivo con los pensamientos tiene que ser la reconfiguración de la relación que tienes con ellos. Es decir, tienes que aprender a observar los pensamientos para reconocerlos, pero, a la vez, explorarlos y analizarlos en profundidad para controlarlos.

Vamos por partes:

1. Escoge un pensamiento que te perturbe, un recuerdo en el que tuvieras ansiedad. (Visual, neuro.)
2. Apártate de ese pensamiento y obsérvalo como si fueras un espectador distante, sin implicarte. Sé que es complejo, inténtalo.
3. Ahora repítelo: «Este pensamiento no es la verdad absoluta, es solo un pensamiento». (Lingüístico.)
4. Repite también: «Este pensamiento vendrá y se irá, no tengo que actuar en función de lo que opine en este momento sobre él».
5. Haz un movimiento con tu cuerpo que te sirva para cortar ese pensamiento. Cualquiera estará bien. Puedes, por ejemplo, pasar la mano por delante de la cara, o extraer el pensamiento de tu mente con los dedos en forma de pinza, así como Dumbledore los saca de su cabeza con la varita mágica en *Harry Potter*. (Programación.)

Esta práctica la puedes hacer a modo de meditación, en un espacio tranquilo, y practicar el trabajo con tus pensamientos. Si practicas con regularidad todos los días, crearás un hábito y tu cerebro terminará interpretándolo como algo común, y así habrás ganado una batalla a tu ansiedad. En realidad, habrás enfocado el segundo punto: dejar de pensar. Pero aún podemos ir más allá.

Crear un pensamiento es algo que todos podemos hacer de manera natural. Desde pequeños imaginamos grandes fantasías de piratas y princesas, monstruos y superhéroes.

De la misma manera, puedes imaginar una visualización relajante que te ayude a hacer desaparecer la ansiedad. (Atención: esta práctica es muy potente de por sí, pero también es muy interesante combinarla con otras que veremos algunos escalones más adelante.)

1. Imagina un lugar que te produzca calma. (Visual, neuro.)
2. Trasládate mentalmente a ese lugar y explícate lo agradable que es. (Lingüístico.)
3. Escucha cómo reacciona tu cuerpo a esa imagen.
4. Permanece un rato en esa escucha hasta que tu cerebro y tu cuerpo la interpreten y sientas que tu ansiedad disminuye.
5. Toca un punto de tu cuerpo, o algún complemento que siempre lleves contigo, y asocia esa sensación a ese punto u objeto. Cada vez que lo toques te sentirás así. (Programación.)

Cada vez que repito un patrón, o una asociación de pensamientos, voy creando una conexión (o varias) entre mis neuronas, y si repito ese mismo patrón o pensamiento día tras día, estas conexiones se van fortaleciendo (como una gran autopista). Con el paso de los días, meses, años, aquello que hemos repetido muchas veces se queda grabado en el cerebro y será lo que me saldrá de forma «natural» (piloto automático). El cerebro, para ahorrar recursos y energía, optimiza el paso de la actividad neuronal yendo por aquellas conexiones que son fuertes y amplias (las autopistas), en lugar de por las finas y débiles (carreteras secundarias).

Ahora quiero que pienses en tu cerebro como si fuera otro músculo más de tu cuerpo. Si tú haces un mismo ejercicio todo el tiempo, por ejemplo, abdominales o sentadillas, día tras día, al final se acabará reforzando esa parte de tu cuerpo. ¿Y por qué no trabajar nuestro cerebro como trabajamos nuestro cuerpo? Gracias a la plasticidad neuronal, se ha visto que podemos crear conexiones nuevas. Y que a base de repetición podemos hacer que estas se vayan reforzando y que al final resulte más fácil crear, en este caso, un hábito nuevo, o cambiar el pensamiento. Aparte, también se ha visto que para que estas conexiones se creen o se refuercen en el cerebro de forma más rápida, deben de ir acompañadas de una emoción (mejor que sea positiva que negativa, mejor hacerlo desde la motivación de «esto me cura, me está sanando» que desde el miedo: «tengo que hacerlo; si no, no saldré de aquí»). Cuanta más emoción le pongas, más potente será (y si además le añades una recompensa después, mejor que mejor). En poco tiempo tendrás esas nuevas conexiones grabadas que te permitirán llevar la vida que quieres. Y ya no solo hablo de buenos hábitos, sino también de buenas formas de pensar. Si cuando aparece el miedo, un pensamiento negativo, o una preocupación, te repites una frase positiva, en afirmativo, o un mantra, poco a poco la actividad neuronal tomará esas nuevas conexiones (como nuevas carreteras que se abren, en vez de seguir por las autopistas) y te será más fácil, con el tiempo, «pensar bien».

Pero claro, debes ser consciente de que esto te supondrá un esfuerzo, y que no verás el resultado en dos días; date de plazo dos meses, quizá tres. Recuerda que se trata de un proceso, y que una herida no se cura en dos días si ha sido grave. Solo hace falta tener las ganas, la motivación de hacerlo y repetir y repetir y repetir. Como decía Shlomo Breznitz: «Mantener la lucidez mental es un ejercicio tan duro como mantener la línea».

El mensaje con el que me gustaría que te quedes en este apartado es el siguiente: gracias a la plasticidad neuronal podemos «reprogramar» nuestra mente, podemos cambiar nuestra forma de pensar y nuestra forma de hacer.

Aprendizaje del escalón n.º 4

- Crear una nueva relación con tus pensamientos te liberará. Nunca podrás controlar qué pensamientos llegan a tu mente (nuestro cerebro funciona así, pensamos igual que respiramos), pero sí la manera en que los interpretas; de este modo puedes controlar la reacción que te provocan.
- Hay técnicas que nos ayudan a aprender estos procesos. Como todo en esta vida, es cuestión de práctica, y trabajar con tu plasticidad neuronal no será distinto.
- Seguro que de pequeño aprendiste a ir en bicicleta y te costó, como a todos. Primero te ayudaste de unas ruedecillas y luego tuviste que hacer un acto de confianza cuando tus padres te las quitaron y corrían sujetando el vehículo detrás de ti, diciéndote que estuvieras tranquilo, que no te soltaban cuando hacía ya veinte segundos que pedaleabas solo.
- Créeme, no hay nada que no puedas hacer. Según las investigaciones del doctor Arend L. Schwab, integrante del departamento de ingeniería biomecánica de la Universidad Tecnológica de Delft, en el equilibrio de una bicicleta entran en juego ¡hasta veinticinco factores! Y aun así conseguiste dominarla. Ponte hoy mismo con este escalón.

ESCALÓN N.º 5

Cómo el cuerpo domina la mente

Ya has pasado el cuarto escalón: felicidades, estás empezando a tomar altura. Cuando superes este quinto escalón ya solo nos faltarán dos zancadas hacia arriba para llegar a nuestro primer objetivo. Vamos a frenar en este peldaño para ver cómo podemos empezar a cambiar de manera sencilla estos patrones mentales de los que hablábamos.

Hace ya años que me di cuenta, a través de mi experiencia personal, de que la manera que tenemos de hablar a nuestra mente es a través del cuerpo. Me percaté de esto con la práctica del *qi gong* y de una técnica llamada Rebirthing.

El *qi gong* (pronunciado *chi kung*) lo aprendí de la medicina china y es una práctica superútil para trabajar la ansiedad, reconocida a día de hoy por la OMS. Se trata de ejercicios que mezclan movimiento con respiración y meditación. Un combo ideal para relajar el sistema nervioso y aprender a centrar la mente. Seguramente habrás visto vídeos de gente mayor en China reunida en un parque practicando ejercicios que parecen un poco frikis. Eso es *qi gong*.

El Rebirthing, por otro lado, se basa en un ejercicio de respiración suave y profunda que activa un flujo de energía. Según lo que cuentan los facilitadores de esta herramienta, esta circulación de la energía va haciendo surgir a la consciencia recuerdos y experiencias que han sido olvidados o bien reprimidos, tales como recuerdos de la infancia o incluso del propio momento del nacimiento. Desde mi trabajo personal, puedo decirte que esta herramienta me mostró todo aquello que le podemos decir a nuestro cerebro a través de la respiración. Creo que podemos sintonizar nuestros pensamientos solo respirando. Luego, en el séptimo escalón, veremos cómo empezar.

Estas dos herramientas me enseñaron que, a través de la respiración y el movimiento, podía enviar señales a mi cerebro y cambiar de este modo lo que estaba pensando.

Toda señal cerebral tiene un camino de ida y vuelta. El cerebro da una señal de aviso al organismo y este devuelve una respuesta.

Vamos a empezar a trabajar este tema diferenciando entre mente y cerebro, ya que una cosa es tangible y la conocemos, y la otra nos lleva de cabeza, nunca mejor dicho. El cerebro es el músculo físico que la mente utiliza para llevar a cabo funciones fisiológicas. Tu cerebro es parte del mundo visible y tangible del cuerpo. Tu mente es parte del mundo invisible de pensamiento y creencias. Es increíble pensar que nuestro cerebro evolucionó hasta tal punto que llegó a percibir su propia existencia. Dentro de ti hay una conciencia interior que es capaz de observar, desde la distancia, todo aquello que estás pensando. Eres el observador de tu propia película. Con el tiempo hemos conseguido convertirnos en espectadores, guionistas y directores. Ahora toca decidir qué tipo de película queremos crear. Lo iremos viendo.

Podríamos decir entonces que mente y cerebro son lo mismo visto desde distintos puntos de vista, pues la comunidad científica ya sabe que la existencia de un solo pensamiento requiere la interacción compleja de millones de neuronas. Así que la mente necesita al cerebro, el cerebro crea la mente y los dos son la misma entidad.

Aunque nosotros lo único que somos capaces de percibir es aquello que llamamos mente, nuestros pensamientos. Los percibimos de tal manera que incluso nos abruman y no sabemos cómo controlarlos.

Para conseguir frenar este torrente descontrolado nos dirigimos ya sin pausa hasta la respiración del bostezo: la primera gran herramienta que te cambiará la vida a partir de su práctica. Con ella vas a aprender a controlar tu mente.

No podemos controlar de forma voluntaria nuestro sistema nervioso cuando está alterado y sufrimos de ansiedad. Para ello tenemos que hacerlo a través del nervio vago.

Empecemos por el principio. Dentro del sistema nervioso autónomo existen dos tipos de subsistemas: el simpático y el parasimpático. El primero es el que nos proporciona actividad, es el que se activa en esas situaciones de «peligro», el que te permite salir corriendo o luchar. Y el parasimpático es el que nos permite relajarnos y recuperarnos, el que se activa cuando estamos bien, cuando estamos a gusto, cuando podemos escuchar tranquilamente, cuando disfrutamos. Cuando tenemos ansiedad el primero siempre está vigente incluso cuando no le toca, aumentando nuestros niveles de cortisol. La respiración del bostezo, así como el *qi gong* u otro tipo de herramientas prácticas (yoga, meditación, etc.), son formas de INDUCIR (a través del nervio vago, del cual hablaré a continuación) que nuestro sistema nervioso parasimpático se active. Es muy importante darle a nuestro cuerpo momentos de relajación. Cuando el parasimpático está vigente ayudamos a que nuestro sistema digestivo funcione bien, al igual que nuestro sistema reproductivo y el sistema inmune, principalmente. En consecuencia, si nuestro cuerpo se siente tranquilo, la mente se calmará y todo volverá a la normalidad.

El nervio vago (del que hemos hablado antes) es el más predominante del sistema nervioso parasimpático y es especial porque está directamente conectado con el cerebro. Es un nervio muy largo que recorre todo el cuerpo y que tiene conexiones eferentes, lo cual significa que percibe todo lo que está dentro y, cuando estás en calma, este nervio se lo comunica al cerebro. Las técnicas como el yoga, el *qi gong* o la meditación, como decíamos, ayudan a estimular y a mantener un buen tono vagal.

Tenemos sensores por todo el cuerpo que hacen que, al movernos o al respirar de forma tranquila, el nervio vago pueda comunicarle al cerebro que estamos «a salvo» y pueda relajarse.

Aprendizaje del escalón n.º 5

- La manera de hablar a nuestra mente es a través del cuerpo. Es algo que tienes que experimentar contigo mismo. No es cuestión de creer ciegamente en lo que yo te diga. Pruébalo, investiga. ¿Recuerdas? Crea opinión. Cuando aprendas la respiración del bostezo, practica cada día veinte veces y observa qué sucede al cabo de un mes.
- Mente y cerebro son lo mismo. Desde mi punto de vista infravaloramos lo que nuestra mente, y en consecuencia nuestro cerebro, es capaz de hacer. He podido ver, en estos nueve años de acompañamiento para salir de la ansiedad a muchas personas como tú, que nuestro cerebro tiene una capacidad de curación brutal. Y me lo he podido demostrar a mí mismo después de quince años sufriéndola en mis carnes. Durante estos años de estudio de la ansiedad, rodeándome de científicos, terapeutas y psicólogos, he aprendido mucho sobre nuestro cerebro y su funcionamiento. Te puedo decir que mi conclusión es que tenemos poca idea del asunto. Que la mejor manera de ir demostrando esto es experimentarlo de forma empírica con uno mismo: probar y probar hasta conseguir tu objetivo.
- Hay que controlar la mente o, mejor dicho, hacernos amigos de ella. Tienes que conseguir una buena relación con tu mente y así lograr que tu cerebro actúe según tus necesidades reales. Con todo lo que aprenderás lo vas a conseguir, podrás sentarte con tu mente a tomar una buena infusión, relajaros y poner los puntos sobre las íes. Ya lo verás.

ESCALÓN N.º 6

El idioma de la respiración

Nadie que sufra ansiedad sabe respirar correctamente. Es una dura afirmación, pero la puedo hacer con mucha calma y seguridad después de estudiar mi proceso y el de tantas otras personas.

Y eso significa que no prestamos atención a cómo respiramos, ni a qué tipo de respiración necesitamos aplicar en cada momento del día. Es lógico, no respiraré igual cuando estoy fregando los platos o mirando la televisión que cuando se me escapa el bus. No nos fijamos en cómo respiramos en cada momento porque no sería natural. Imagina que tuvieras que pensar que tienes que respirar a cada milisegundo; eso no sería vida.

Respiramos de manera automática, pero podemos mostrar a nuestro cerebro qué tipo de respiración queremos aplicar en cada momento. Esto se consigue enseñando a nuestro cerebro cómo debe reaccionar en cada situación.

Observemos a un bebé: un recién nacido es nuestra versión más primitiva, el ser humano más cercano al estado de naturaleza que podemos observar, porque aún no ha tenido tiempo de «corromperse» socialmente. No tiene que relacionarse con muchos otros de su especie, no está sometido a preocupaciones tales como si hoy podrá comer, o si se mojará porque va a llover. Y está muy lejos de preocupaciones como la hipoteca, el sueldo o la salud.

Si nos fijamos en ese pequeñín, veremos que, en un estado de relajación, su respiración es pausada y su barriga se hincha y se deshincha en cada inspiración y espiración. Lo que consigue con eso es hacer descender el diafragma y oxigenar todo el cuerpo.

Respirar de una manera correcta le proporciona suficiente oxígeno para mantenerse con vida y tener más energía; su cerebro funciona mucho mejor y el estrés desaparece. Se siente más enérgico y los niveles de optimismo se elevan, haciendo que se vea y se sienta más capaz. Esto dará lugar a un niño sano y un adulto autosuficiente.

En cambio, cuando se siente en peligro y quiere atención de su mamá, su respiración se entrecorta, provocando el llanto y consiguiendo que alguien acuda a su rescate. Ese tipo de respiración provoca hipoxemia (disminución anormal de la presión parcial de oxígeno en la sangre arterial). Priva a las células de los nutrientes esenciales necesarios para limpiar y reconstruir. Como resultado, sus fluidos corporales y su sangre se vuelven sucios y tóxicos y la falta de oxígeno debilita todos los sistemas corporales. Si esta respiración se repite demasiado, ese bebé tendrá problemas de salud, no crecerá como un niño fuerte y no será un adulto autosuficiente.

Tú, como adulto, no necesitas ser rescatado, así que, con la misma respiración, como veíamos en el segundo escalón, tu cuerpo se prepara solo para sobrevivir. Este es el proceso al que llamamos «reacción de huida o ataque». Es decir, tu cuerpo reacciona a esa preocupación como si un mamut te fuera a pisotear, preparándose para poder confrontar la amenaza.

Ahora observa tu cuerpo y verás qué tipo de respiración te provoca ese estado de alarma y vigilancia. Es muy parecida a la que hace el bebé antes del llanto. Una respiración superficial, entrecortada y rápida. Estás hiperventilando y, como ya sabes, acelerando tu ritmo cardíaco, haciendo circular la sangre en mayor cantidad y más rápido y, en consecuencia, calentando tu cuerpo para salir por patas. El problema está en que en la mayoría de las ocasiones no puedes huir. Al menos de manera física, pero estoy seguro de que lo haces de manera mental. A esa patología mental me gusta llamarla «excusitis aguda». Ya hablaremos de esto unos cuantos escalones más arriba.

Aprendizaje del escalón n.º 6

- Hay que prestar atención a cómo respiramos: esta es la idea principal que tienes que extraer de este escalón. Y entender que es cuestión de práctica. Túmbate cada noche diez minutos antes de acostarte y escucha tu respiración. Observa si es rápida y superficial o si es lenta y profunda.
- Ahora ya sabes dónde te llevará cada una de estas respiraciones. Y en el siguiente escalón veremos cómo trabajarlo.
- Educa tu cerebro. Tu cerebro funciona aproximadamente en un ochenta por ciento de forma automática. Esto ya lo sabemos, por eso ves tantos libros sobre hábitos y rutinas para triunfar hoy en día. Con la ansiedad pasa lo mismo: si quieres educar tu cerebro y hacerle entender

que aquello que está pensando no da miedo, la única manera es repetírselo muchas veces y convertir en un hábito todas las herramientas que aprendas y te funcionen.

- Observa tu reacción. Hoy en día hay muchísima información: se escriben setenta mil libros al año solo en España. Y en internet cuentas con toda la información que necesitas, de mejor o peor calidad, pero ahí está. Si quieres salir con éxito de la ansiedad, es de vital importancia que te escuches. Aplica todo aquello que lees, infórmate mucho y aprende las herramientas que te serán útiles para salir de esta situación, pero aplícalas, hazlas tuyas. Nuestro objetivo en este primer ascenso a los siete primeros escalones es que aprendas a respirar. Que entiendas la vital importancia que tiene y que lo apliques. Pero tienes que probarlo, necesito que te comprometas y que empieces a practicar cada día para cambiar esos automatismos mentales que te llevan a sufrir ansiedad. ¡Vamos allá!

ESCALÓN N.º 7

La respiración del bostezo. Primer objetivo alcanzado

Llegamos por fin a nuestro primer objetivo. Esta es la herramienta principal para rebajar o hacer desaparecer la sintomatología de tu ansiedad. Espero que subiendo paso a paso los seis escalones anteriores hayas entendido la importancia de cambiar nuestra manera de pensar y que el modo de empezar a hacerlo es a través de la respiración, aplicada en forma de hábito.

Hemos hablado de la hiperventilación como un tipo de respiración que utilizas para calentar el cuerpo y activar el mecanismo de huida o ataque. De la misma manera que eres capaz de generar este tipo de respiración para lograr estar en alerta y sobrevivir, también eres capaz de generar un tipo de respiración para relajar el sistema nervioso y enviar una señal al cerebro de calma y tranquilidad. Aunque no lo creas, esta respiración la haces muchísimas veces al día, y aunque la ciencia aún no sabe muy bien para qué sirve, estudiarla te ayudará mucho con la ansiedad. Estoy hablando del bostezo.

Lo que sí sabemos del bostezo es que es un tipo de respiración que oxigena el cerebro y hace disminuir su temperatura ayudándolo a trabajar correctamente. Y también sabemos que es una reacción que va relacionada con el estrés, la ansiedad o la fatiga. Si observamos el mecanismo de un bostezo, veremos que es una inspiración (o inhalación) rápida y profunda seguida de una espiración (o exhalación) larga y lenta.

Vamos a observar el bostezo. Haz una inhalación de tres segundos lo más profunda que puedas y, a continuación, suelta el aire lentamente por la boca (a ser posible durante más de tres segundos). Escucha tu cuerpo. ¿Observas cómo se afloja? ¿Notas cómo el sistema nervioso se rinde un poquito?

Bien, ahora quiero que cierres los ojos y hagas diez respiraciones de esta manera.

Ahora vuelve a escuchar tu cuerpo. ¿Se ha relajado? Si la respuesta es sí, genial, hemos avanzado. Si la respuesta es no, tranquilo, vamos a subir el volumen del ejercicio.

Túmbate en la cama o en el sofá o bien en el suelo sobre una esterilla o alfombra, de manera que estés cómodo. Procura que nadie te moleste mientras haces el ejercicio, apaga el móvil y diles a quienes conviven contigo que necesitas estar tranquilo un rato. Para este ejercicio vas a necesitar un paquete de arroz o algo parecido.

Coloca el paquete de arroz en tu abdomen; la idea es que notes cómo se hincha el abdomen en cada respiración y consigas así hacer descender el diafragma. Y eso es de vital importancia. El cuerpo tiene cientos de músculos, pero ninguno tiene tantas funciones como el diafragma:

- Es el más importante en cuanto a la respiración.
- Ayuda a la digestión gracias a su movimiento de péndulo de arriba abajo.
- Tiene una importancia circulatoria vital, pues con ese mismo movimiento de péndulo ayuda al vaciado del hí-

gado. Ten en cuenta, además, que lo atraviesan la vena aorta y la cava, dos grandes conductores de sangre.

- Tiene una gran importancia postural, ya que influye en las vértebras lumbares y cervicales, las cuales adaptarán su posición dependiendo de la respiración que apliquemos y los movimientos del diafragma.

¿No te suena todo eso a tus síntomas de ansiedad?

Sigamos con el ejercicio.

Estás tumbado con el paquete de arroz en el abdomen. Bien, ahora vas a hacer una inspiración de tres segundos, tomando el aire por la nariz. Mientras lo haces, observa cómo se hincha el abdomen y el paquete de arroz sube todo lo posible empujado por este. Tu diafragma está descendiendo.

Ahora saca poco a poco el aire por la boca; procura que dure mínimo seis segundos. Y observa cómo el cuerpo se relaja, el paquete de arroz desciende y el abdomen se deshincha.

Haz diez respiraciones de este tipo y vuelve a observar tu cuerpo. Escucha tu ritmo cardíaco, observa si es casi imperceptible. Si es así, vamos bien. Ahora vamos un poco más allá.

Vamos a hacer diez respiraciones exactamente igual, pero añadiremos algo más.

Si observas bien un bostezo, aparte de una inspiración corta y profunda y una espiración larga y lenta, tiene otra característica importante. Se trata de ese ruido final que emitimos y que suele estar mal visto en nuestra sociedad. Se establece en los cánones de la etiqueta como de mala educación. Que levante la mano a quien no le habían llamado la atención en el colegio por dar un buen bostezo ruidoso. «Se está usted aburriendo, señor Cases», me decían a mí.

Ese ruido final lo vamos a hacer de una manera especial.

Saca el aire como si estuvieras echando vaho sobre un espejo. Sería algo así como «haaaaaaaaaa», con la boca bien abierta.

Una vez hechas las diez respiraciones, siente de nuevo el cuerpo. La sensación que provoca este tipo de respiración es de calma, sueño y desbloqueo. En definitiva, tranquilidad.

Esta respiración funciona perfectamente con todo el mundo, así que, si no sientes todo esto, simplemente es cuestión de poner dos tazas. Sigue practicando hasta que te relajes.

Con esta práctica has conseguido algo importante: entender cómo funciona el mecanismo de un bostezo. Un tipo de respiración que sabemos que sirve para contrarrestar la hiperventilación que nos provoca la ansiedad. Pero recuerda que nuestro objetivo no es solo respirar, sino también que nuestro cerebro lo aplique de forma automática, sin que nosotros le tengamos que dar la orden. Y eso solo lo conseguiremos creando un hábito con esta herramienta. Este será nuestro siguiente objetivo, pero de momento te propongo que apliques esta respiración de la siguiente manera.

Haz veinte respiraciones de este tipo cada noche, que sea lo último que hagas antes de dormirte. Lo haremos así y empezaremos a engañar a nuestro cerebro. Te cuento. Cuando empieces a respirar así antes de acostarte vas a conseguir lo siguiente:

- Si te duermes respirando de esta manera, este tipo de respiración diafragmática se va a mantener hasta entrar en fase REM. De modo que en lugar de veinte respiraciones posiblemente hagas quinientas.
- Tu cerebro se acostumbrará, a los sesenta y seis días, a que esta es la respiración que induce al sueño.
- Con el tiempo, cuando tengas un ataque de pánico, tu

cerebro recurrirá de manera automática a esta respiración para contrarrestar los síntomas.

Ya tenemos una buena herramienta con la que empezar, ahora vamos a subir siete escalones más. En ellos aprenderás la importancia de los hábitos y cómo crearlos.

Aprendizaje del escalón n.º 7

- Somos máquinas casi perfectas, el cuerpo tiene maneras de contrarrestar aquello que nos hace daño. Confiemos en él.
- No hay dos personas iguales, no hay dos niveles de ansiedad iguales. Si necesitas más repeticiones del ejercicio, no lo estás haciendo mal ni eres peor, simplemente hazlas.
- Es importante escuchar a nuestro cuerpo, este nos habla, y al igual que se queja de que algo va mal en forma de pinchazos o ahogos, también nos avisa cuando lo hacemos bien en forma de relajación, ideas claras y paz mental.
- Es importante repetir los ejercicios hasta «engañar» al cerebro: mi objetivo no es aprender a relajarme, es adquirir un hábito y automatizar el proceso.

SEGUNDO PISO

Hábitos, no hay secretos

En la actualidad puedes leer cientos de libros sobre cómo hacerte rico, cómo ser una persona de éxito o cómo conseguir aquello que te propones en la vida. Cuando superé mi ansiedad y empecé a buscar la manera de ayudar a todos aquellos que estuvieran pasando por lo mismo que yo, me acerqué inevitablemente a este tipo de libros. Mi idea era entender cómo podía dedicarme a lo que me gustaba y poder comer de ello. No buscaba en ellos la fórmula para ser rico, ni mucho menos, pero sí buscaba la fórmula que muchos otros habían utilizado para que su negocio funcionara. Aprendí muchas cosas y, además, me di cuenta de algo. El secreto del éxito de todas estas personas eran los hábitos y, sin ser muy consciente de ello, me percaté de que era exactamente lo que yo había hecho para salir de la ansiedad.

Esto me llevó hace años a empezar a estudiar, de manera muy autodidacta y gracias a mi equipo de BYE BYE ANSIEDAD, el cerebro y su funcionamiento. Y como hemos ido viendo en los siete primeros escalones, este órgano está íntimamente relacionado con los hábitos. Me gusta decir bien alto en todos mis cursos que el cerebro solo funciona con hábitos, y solo conseguiremos que haga lo que queremos que haga a través de ellos.

ESCALÓN N.º 8

¿Por qué quiero tener ansiedad?

Soy consciente de lo dura que puede ser esta pregunta. Pero es imprescindible hacerla antes de que empecemos a trabajar los hábitos que te llevarán directo a tu objetivo.

Tener ansiedad no es cosa de un dios malvado que te haya señalado con el dedo y haya decidido amargarte la existencia por no creer en él. Es únicamente decisión tuya.

La ansiedad tiene alguna utilidad para ti, aunque simplemente sea hacerte sobrevivir ante situaciones que te parecen peligrosas.

Te propongo lo siguiente: coge un trozo de papel y apunta: «Tengo ansiedad por conseguir...» y escribe a continuación lo que sientas. Estas son algunas opciones con las que me encuentro normalmente, por si te ayudan en caso de que te bloquees: tengo ansiedad por conseguir llamar la atención, que me cuiden, pasar desapercibido, ser perfecto, que me quieran.

A continuación, en el reverso de ese papel vas a escribir lo siguiente: «Cuando no sufra ansiedad mi vida será... y haré...», y pon lo que sientas en ese momento.

Coge el papel y guárdalo, y no lo vuelvas a mirar hasta que tu sintomatología de la ansiedad desaparezca.

Vas a descubrir cómo los hábitos no solo te llevan a conseguir cumplir la última frase, sino que te llevarán a darle un giro de ciento ochenta grados a la primera.

Enseguida subiremos de escalón y empezaremos a trabajar con los hábitos de camino hacia nuestros objetivos. Como es lógico, trabajaremos únicamente con un tipo de hábitos. Los que denominamos «saludables». Los no saludables los dejamos encerrados con llave en algún armario.

Un hábito no saludable nos aleja de nuestro objetivo y nos va restando poco a poco en nuestra vida. Es un hábito muy fácil de crear, pero muy difícil de vivir. Qué fácil es hacer esa conexión que te lleva de la ansiedad a comerte una tableta de chocolate.

Por el contrario, un hábito saludable nos acerca rápidamente a nuestro objetivo y nos hace sentir bien. Es un tipo de hábito difícil de crear, pero muy fácil de vivir. Qué difícil es hacer, en un principio, la conexión «tengo ansiedad, así que voy a hacer yoga». Pero cuando lo consigues es muy fácil vivir con ello y te sientes de maravilla.

Para conseguir que estos hábitos funcionen y puedas, antes que nada, aplicarlos a tu día a día, vas a necesitar incorporar dos conceptos mágicos a tu vocabulario: fuerza de voluntad y resiliencia.

Albert Einstein dijo: «Hay una fuerza motriz más poderosa que el vapor, la electricidad y la energía atómica: la voluntad».

La fuerza de voluntad es ese impulso interno que nos hace resistir a tentaciones y vencer obstáculos inmediatos. Cada acción que ejecutas, cada momento en que tomas una decisión, es de por sí un acto de fuerza de voluntad. Si piensas en cosas que haces todos los días, verás que requieren de ella. Un ejemplo claro lo encontramos con el confinamiento a causa de la COVID-19. Tuvimos que tener fuerza de voluntad para quedarnos en casa tantos días y no salir por el bien de todos. También la necesitamos para organizar nuestros horarios de trabajo en casa (si tienes niños, aún más), para hacer algo de deporte todos los días y comer de manera saludable. Para poder hacer todo esto necesitamos la fuerza de voluntad, de lo contrario, nuestro plan diario hubiera sido sofá, patatas y Netflix.

Por otro lado, la resiliencia es aquello que nos hace llegar al objetivo con éxito, lo que nos lleva a triunfar. Es la capacidad que tienes de sobreponerte a circunstancias adversas y utilizarlas para crecer y desarrollar tu máximo potencial.

Es decir, la fuerza de voluntad es aquello que te llevará a dar el primer paso. Eso, en realidad, es fácil, todos lo hemos hecho varias veces. Pero lo que vas a necesitar para mantener ese hábito es la resiliencia. Así que para subir estos escalones te invito a que te conviertas en Iron Man y, que por muchos golpes que te des, sigas. Y que por muchas veces que te rindas, vuelvas a probar. Y que por mucho que te caigas, te levantes.

Vamos allá.

Aprendizaje del escalón n.º 8

- Tener ansiedad es decisión tuya. Deja de mirar hacia fuera y empieza a mirar hacia dentro. Y lo mismo sucede a la hora de buscar la solución: la tienes tú. Nadie te va a curar la ansiedad.
- Tu cerebro trabaja con hábitos. Son la única herramienta válida para comunicarse con él y conseguir que haga lo que te propones.
- La fuerza de voluntad es la chispa que enciende el fuego. Es fácil de hacer saltar y en realidad ya lo hacemos muchas veces cada semana. Aprovecha cada chispa para sentir de lo que eres capaz.
- La resiliencia es el fuego que se enciende con la fuerza de voluntad. Y tu objetivo principal es entender que ese fuego no puede apagarse. Por mucho viento que sople, por mucha agua que caiga, ese fuego debe seguir en pie, pues eso es lo que te llevará al éxito definitivo. Con la ansiedad y con lo que te propongas en esta vida.

ESCALÓN N.º 9

Calmar la voz interior

Para poder trabajar la fuerza de voluntad y la resiliencia y así crear hábitos en todo aquello que necesitemos en nuestro día a día, tenemos que aprender a calmar la mente. ¿Por qué? Porque la mente es quien te mandará las señales de boicot constante que te llevarán a la rendición.

En realidad, tu mente te engaña, pues la mayoría de las cosas que piensas todos los días las piensas con el piloto automático encendido. Cuando hablamos de este tipo de pensamiento, la comunidad científica hace referencia a él como «pensamiento reactivo», es decir, un tipo de respuesta rápida y automática. Es así como se elaboran pensamientos intuitivos, o en forma de hábito, o lo que es lo mismo: automáticos. Este sistema de pensamiento es el que reacciona cuando tenemos ansiedad —parece que no hay duda al respecto—, y es el que nos está guiando en nuestro camino por la vida de manera automática. ¿Y eso por qué?, te preguntarás, ¿por qué no freno y pienso las cosas con más calma? Pues eres muy capaz de hacerlo, pero no lo haces, como siempre por una cuestión de supervivencia natural. El «chip automático» está pensado para gastar mucha menos energía que cuando te planteas una cosa por primera vez; ten en cuenta que el cerebro consume él solito el veinte por ciento de la glucosa de nuestro cuerpo, y nuestro organismo tiende a realizar sus funciones con la ley del mínimo esfuerzo, algo fundamental para nuestra supervivencia.

Este mecanismo es el que te hace juzgar el mundo e interpretarlo de manera superficial y sin pensarlo mucho, todo por no gastar energía y poder sobrevivir. Qué simples somos.

A ese otro tipo de pensamiento más calmado, lento y conclusivo se le denomina «pensamiento consciente». Básicamente lo usas para resolver problemas de alta complejidad o para concentrarte. Y se activa cuando te encallas en algún pensamiento automático. Es decir, cuando el pensamiento reactivo se queda colgado ante una situación que no sabe resolver, se activa rápidamente el pensamiento consciente.

Pongamos un ejemplo. Quedas un día para tomar algo con una amiga y se presenta con su nueva pareja. Lo primero que haces al conocerla es juzgar, no porque seas mala persona, sino para no gastar energía de tu pensamiento consciente en conocer a esa persona realmente. Miras cómo viste, cómo habla, cómo gesticula, si sonríe o no, investigas de qué trabaja, cuáles son sus *hobbies* y con esa información emites un juicio.

Así haces con todo: con la gente que va por la calle, con los trabajos que hacen, con los locales que visitas y en realidad con todo aquello que te rodea. Pero eso se puede cambiar. ¿El secreto? Despertar siempre el sistema de pensamiento consciente, es decir, reflexionar antes de actuar.

Para ello necesitaremos dos cosas muy importantes: aprender a centrar la mente a través de la meditación y alimentar bien a tu cerebro para no sentirte cansado después de pensar tanto.

«*Empty your mind, be formless, shapeless like water*», decía Bruce Lee en esa famosa entrevista. Vacía tu mente, libérate de la forma como el agua.

Deshazte de todo lo que pensabas que sabías hasta ahora. Vamos a introducir un nuevo pensamiento, una nueva manera de pensar en nuestro día a día, y vamos a hacer con ello que la ansiedad desaparezca.

Me gustaría hacerte una pequeña «lista de la compra» para que puedas empezar. Para que tu cerebro se sienta a tope deberías comer alimentos que contengan ácidos grasos, como el pescado azul; ricos en vitamina C, como naranjas, kiwi o mango; que tengan polifenoles, como el cacao puro. Incluye también las famosas grasas insaturadas que se encuentran en el aguacate, tan de moda en los últimos años, así como grasas saludables y proteína sana, como las que se encuentran en las nueces, por ejemplo.

Por otro lado, si no quieres maltratar tu cerebro, lo mejor que puedes hacer es dejar de comer sal, azúcar y grasas trans en exceso.

Dicho esto, y con la energía a tope, vamos a ver cómo despertar la parte de pensamiento consciente. Acuérdate del nombre de nuestro objetivo en estos siete nuevos escalones, no hay secretos. Lo único que te llevará a conseguirlo es la meditación.

Imagina que tu mente es un caballo desbocado y nervioso al que quieres domesticar. La meditación son las riendas que te ayudarán a frenarlo cuando tú decidas. La meditación es una práctica muy antigua, presente en muchas filosofías orientales que ahora están de moda en Occidente, como el budismo o el taoísmo. Pero también en la filosofía griega y romana se meditaba: Enéadas de Plotino, el filósofo romano del siglo III a. C., menciona que el emperador romano Galieno y su esposa Cornelia meditaban, y se han encontrado meditaciones muy parecidas a las actuales en textos antiguos.

Toda persona con éxito en esta vida medita. Steve Jobs, los Beatles, Jeff Weiner, Leonard Cohen, Phil Jackson, William Clay Ford, Oprah Winfrey, Hugh Jackman, Naomi Watts, Katy Perry o George Lucas son algunos de los famosos que lo hacen.

En su esencia, la meditación es un ejercicio mental con el que, a través de la atención, entrenamos nuestra mente para llevarla a un estado de paz, calma y serenidad interior.

Está más que comprobado que esta herramienta nos aporta beneficios como:

- Rejuvenecer y prevenir el envejecimiento del cerebro.
- Aumentar la concentración y la capacidad de atención.
- Mejorar la memoria y otras funciones cognitivas.
- Favorecer la creatividad.
- Desarrollar la inteligencia intrapersonal y emocional.
- Mejorar las relaciones sociales.

Nosotros vamos a centrarnos en conseguir el segundo punto, el resto vendrá solo.

Vamos a practicar. Siéntate en una posición que te permita mantener la espalda recta. Puede ser en una silla, en el extremo de la cama o en el suelo, con un cojín; donde te sea más cómodo.

Mantener la espalda recta nos permitirá hacer una respiración diafragmática que ya conoces bien, la practicaste al subir los siete primeros escalones.

Vamos a centrar la mente en el recorrido de la respiración.

Observa cómo el aire entra por las fosas nasales, observa la temperatura de ese aire, que es más bien fresco. Ahora sigue el recorrido del aire y siente cómo el diafragma desciende y el abdomen se hincha. Poco a poco empieza a sacar el aire (acuérdate de que la espiración dura el doble que la inspiración) y observa de nuevo cómo va saliendo por la nariz. Siente su temperatura, ahora es más caliente. Y vuelve a empezar.

Durante esta meditación simplemente vas a seguir el recorrido del aire. Pero ya sabes lo que pasará, ¿verdad? Tu mente se irá a otros pensamientos: «Mañana tengo que llamar a mi madre; qué haré para cenar esta noche; luego tengo que leer ese *e-mail* importante...».

No pasa nada. Según diversos estudios científicos se estima que tenemos unos sesenta mil pensamientos diarios y la mayoría son negativos, repetitivos y del pasado (unos escalones más arriba veremos esto). Por ahora quédate con la cifra. Un día tiene mil cuatrocientos cuarenta minutos, si los divides por los sesenta mil pensamientos diarios, tenemos un total de cuarenta y un pensamientos por minuto aproximadamente. En definitiva, es normal que la mente se vaya a otros pensamientos. Eso sí, con la práctica esta cifra disminuirá, aunque la mente seguirá teniendo pensamientos.

Si eso es así, tienes que entender que tu objetivo no será que la mente no se vaya a ningún pensamiento, sino que vuelva a centrarse en la respiración lo más rápido posible. Así que cada vez que la mente se vaya a otro pensamiento, simplemente acepta que esto pasa. No hay problema, frena el pensamiento nuevo y vuelve a seguir el recorrido de la respiración.

Esta práctica la vas a hacer cada día, a la hora que quieras y las veces que desees, pero no puede durar más de cinco minutos. Al llegar a nuestro nuevo objetivo verás por qué.

Aprendizaje del escalón n.º 9

- Si dominas tu mente, dominas tu vida. Tu objetivo es entender cómo funciona la mente y aprender a dominarla. Si consigues esto, la ansiedad desaparece de un día para otro. Hay muchas herramientas que te ayudan a cumplir este cometido. La meditación es una de ellas. Si la combinas con la respiración que hemos visto en los siete primeros escalones, tienes el éxito asegurado.
- Tu cerebro necesita gasolina. Woody Allen dijo: «El cerebro, mi segundo órgano preferido». Y con esa broma se indica la importancia de este órgano y lo poco que lo cuidamos. Parece mentira lo fácil que es ver la importancia que tiene cuidar el coche por fuera, pero nos cuesta limpiarlo por dentro. A lo mejor es que nos importa más lo que piensen los demás de nosotros que lo que pensamos nosotros mismos. Esta puede ser una buena oportunidad para cambiar esto y empezar a limpiar el coche por dentro.
- Hay que frenar al caballo salvaje. Meditar es fácil. Solo hay que ponerse las pilas con ello. Al principio no sale, pero es como todo en esta vida. ¿O tú lo haces todo a la primera? Las cosas que nos cuestan un esfuerzo son las que realmente valen la pena en la vida. Encender el televisor, sentarnos en el sofá y ver gente que se grita por tonterías es muy fácil de hacer, y no sacas nada de ello. Utiliza ese valioso tiempo para meditar.

ESCALÓN N.º 10

Controlar para improvisar

Eres una persona controladora, necesitas tenerlo todo controlado para que la vida funcione.

Si te sientes identificado con estas frases, no te preocupes, es normal: el noventa por ciento de quienes sufrimos ansiedad nos sentimos propietarios exclusivos de este tipo de afirmaciones. Eso ocurre porque tenemos la creencia de que si controlamos nuestra situación externa, podemos controlar nuestras emociones y, en consecuencia, evitar sustos inesperados y conseguir que la ansiedad no aparezca.

Déjame decirte algo: no puedes controlarlo todo, en realidad casi nada puede ser controlado en su totalidad, pues siempre hay una pequeña brecha para la improvisación.

Aun siendo cierto esto, saber organizarnos es importantísimo si queremos dejar de sentir ansiedad (y también lo es para todo en la vida). La cosa funciona de la siguiente manera: primero el cerebro emite un pensamiento, luego lo organiza en ideas y planes y luego los hace realidad a través de la acción.

Recuerda que tu cerebro solo funciona con hábitos, así que, si quieres que integre esas herramientas, tocará transformarlas en hábitos y planes para que en un futuro las pueda usar en modo automático.

Bien, vamos a hacerlo fácil. De momento, vamos a convertir en un hábito la respiración de los primeros siete escalones y la meditación que acabas de aprender.

Para que funcione cada uno de estos dos hábitos, deben tener las siguientes características:

- No pueden durar más de cinco minutos. Ya los irás alargando con el tiempo, pero para empezar es mucho más fácil así. Fíjate en hábitos que ya tengas adquiridos, como, por ejemplo, cepillarte los dientes: no dura más de cinco minutos y es muy fácil aplicarlo.
- Tienen que estar dentro de una rutina. Haz que a este nuevo hábito siempre le acompañen los mismos justo antes y después. Si estás aplicando la meditación por la mañana, imagina que antes de meditar te lavas la cara y después de meditar te vistes. Todos los días sigue el mismo orden.
- Crea una recompensa. Por cada semana que consigas hacer los hábitos cada día, hazte un regalo, lo que tú quieras. Pero felicítate, lo estás consiguiendo.

Una vez creados estos dos hábitos, te habrás dado cuenta de que, de alguna manera, hemos creado minirrutinas, es decir, una consecución de hábitos, para poder enmarcar estos dos nuevos en los que ya teníamos. Dentro de estas dos rutinas permítete improvisar y aceptar que puede haber cambios. En la vida nos pasan cosas. Planeas despertarte más temprano para meditar y resulta que tu bebé llora y no puedes hacerlo. No pasa nada, son cosas que pasan, pero eso no es un motivo para rendirse. Prueba más tarde, o vuelve a empezar mañana. Así de simple. No te autoexijas.

Aprendizaje del escalón n.º 10

- No tienes por qué controlarlo todo. La vida se vuelve mucho más sencilla si aceptas la improvisación natural que hay en ella. De la improvisación muchas veces salen las mejores ideas. Pero esas ideas se permiten emerger porque estamos organizados. Es una balanza en perfecto equilibrio. La vida marcada por un *planning* al minuto te ahoga y te provoca ansiedad. El día a día basado únicamente en la improvisación te inmoviliza y te lleva a la apatía.
- Suelta. Aprende a dejarte en paz un poco, no eres perfecto ni falta que te hace. Cada día te pasarán cosas que te obligarán a improvisar. Acéptalo y no le des vueltas. Solo repítete: «Este no es motivo para rendirme; mañana, otra vez».

ESCALÓN
N.º 11

Cómo empezar a ordenar mi vida

En este escalón quiero darte los consejos principales para que consigas el éxito en tiempo récord. Salir de la ansiedad es tu objetivo, y si estás dispuesto a hacer lo que a continuación te propongo, lo vas a conseguir. El secreto, como bien dice el título, es ordenar tu vida, pero de una manera determinada. Vamos a subir este escalón juntos en cinco pasos.

LEVÁNTATE TEMPRANO

Cuando era jovencito tuve un maestro de kung-fu que, en cuanto llegaba al gimnasio por la mañana, me hacía limpiar el tatami. Y me decía: «Lo primero del día, limpiar el templo».

En esos momentos yo lo maldecía y pensaba: «Qué dice este señor chino, terminemos rápido y a pegar patadas».

Con los años he comprendido el aprendizaje. Lo primero al despertar es limpiar el templo, dedicarte tiempo a ti. Tú eres tu templo. Despiértate mínimo una hora antes que los que viven contigo. Y no valen las excusas, es cuestión de ir a dormir más temprano.

Esa primera hora de la mañana el mundo duerme, todo está en silencio, tienes el espacio y el tiempo para ti. Dedica ese tiempo a quererte. Veremos cómo hacerlo dentro de unos cuantos escalones. De momento esta semana puedes incluir la meditación y lo que tú quieras a continuación: responder *e-mails*, hacer deporte, leer, lo que te apetezca.

Estoy convencido de que las personas madrugadoras también tienden a ser más felices y proactivas.

Mantente activo

Mantente en movimiento y ocupado, no hay nada que pueda hacerle más daño a tu mente que el tiempo muerto y perdido. Si estás sin hacer nada, tu mente empieza a pensar en todo aquello que te provoca ansiedad, en lo que deberías estar haciendo y no estás haciendo, en lo que harás mañana o en lo que tenías que haber hecho ayer. Mi abuela me decía: ocupa, no preocupa. Hazle caso. Si organizas bien tu día, siempre hay algo interesante que hacer.

Menos TV, más libros

Ya lo hemos hablado en escalones anteriores, pero en tu *planning* del día quita horas de tele, Instagram, Facebook y YouTube y sustitúyelas por horas de lectura. Tu cerebro lo va a agradecer, pues el cerebro de una persona que desarrolla durante su vida la práctica de la lectura tiene más probabilidades de mantenerse en mejor estado y durante más tiempo que el de alguien que no tiene ese hábito.

No hay otra manera de hacerlo y conseguirlo. Si quieres lograr tu objetivo, debes tener la meta muy clara y saber todo aquello que tendrás que hacer para llegar a ella.

Dibuja una línea temporal en un papel y al final de esta apunta: «Dejar de sentir ansiedad». Al inicio de la línea apunta: «Hoy».

Desde hoy, hasta dejar de sentir ansiedad, apunta primero todo aquello que consideras que vas a necesitar para alcanzar tu objetivo. Por ejemplo, terminar el libro, hacer yoga, meditar o apuntarte a un curso. Una vez que tengas todos los puntos, apunta la fecha en la que terminarás cada uno de ellos.

A partir de aquí solo tienes que cumplir tus objetivos. Recuerda el escalón anterior: improvisa. Pasarán cosas, seguro.

ORGANIZA EL MAÑANA

Cada noche organiza cómo será el día siguiente. Da por terminadas las tareas concluidas de hoy, y las pendientes pásalas a mañana. Eso da alas a tu improvisación. Si por cualquier motivo no has podido terminar una tarea que querías finalizar en el día de hoy, le buscas un hueco en tu *planning* de mañana. Este ejercicio te propongo que lo hagas en dos fases. Primero organiza la agenda, en el ordenador o a papel, como lo hagas normalmente. Una vez terminado el *planning*, cierra los ojos, respira y repásalo mentalmente. ¿Hay algo que si fuera el último día del mundo no querrías dejar de hacer? Si la respuesta es sí, hay que trabajar en esa tarea para que desaparezca lo antes posible y para siempre, sea la que sea.

Aprendizaje del escalón n.º 11

- Es imposible cumplir objetivos si no estás organizado. Salir de la ansiedad es tu objetivo primordial ahora mismo. Si no empiezas a aplicar las herramientas como hábito de forma ordenada, este camino se te va a hacer eterno.
- No llegarás a ningún sitio concreto si no tienes destino. Es importante tener las metas claras y saber hacia dónde vas. Tu objetivo es no sentir ansiedad. Todo lo que hagas a partir de hoy tiene que ir dirigido hacia ese objetivo. Puedes transformar todo aquello que haces en tu día a día para que te lleve a salir de la ansiedad. Te pongo un ejemplo. Imagina que tu rutina de trabajo empieza sentándote delante del ordenador para responder *e-mails* mientras tomas un café. Esa rutina no tiene por qué desaparecer, pero puede cambiar. Puedes cambiar el café por una infusión (de esta manera no estarás atacando al sistema nervioso y tus síntomas serán menores). Y puedes observar tu postura mientras trabajas en el ordenador, colocar la espalda recta y respirar de manera diafragmática.
- ¿Ves lo que te digo?

Objetivo salir de la ansiedad = hábitos = repetición = disciplina

ESCALÓN N.º 12

Entorno ordenado, mente calmada

Reduce todo a lo esencial. Continuamente estamos expuestos a información y mensajes que nos crean necesidades ficticias. Cada vez queremos más objetos, y al final nunca nos encontramos satisfechos ni somos más felices. A esto se le llama microfelicidad, y las empresas que se encargan de vendernos sus productos conocen perfectamente este concepto. Es por eso que cada año sacan un modelo nuevo de *smartphone* que tan solo tiene dos cosas nuevas comparado con su versión anterior. Pero queremos comprarlo no por lo que hace, sino porque el hecho de adquirirlo nos proporciona esa microfelicidad que, desde mi punto de vista, no creo que dure más de cuarenta y ocho horas en su punto álgido.

Lo único que sucede en realidad es que tu cartera está un poco más vacía. Entran en casa y en tu vida muchas cosas que en realidad no necesitas y que te privan de momentos de relax y desconexión, convirtiendo tu día a día en agobiante al tener tantas cosas por el medio.

La solución a todo esto no es vivir sin nada, pero la cuestión tampoco es tener, hacer o ser muchas cosas. Más bien es conseguir el equilibrio que nuestro cuerpo y nuestra mente nos pidan para ser capaces de centrarnos en lo importante.

Todo consiste en mantenernos equilibrados. En todo en esta vida, esta ley se cumple a la perfección. Por tomar un paracetamol para el dolor de cabeza una vez cada tanto no pasa nada, pero si lo tomas cada día al despertar porque normalmente te levantas con dolor de cabeza, tienes un problema. Comerse un bollo industrial una vez a la semana con un café porque es domingo y sales fuera a desayunar no implica mucho o nada para tu salud; desayunar cada día así te afectará en pocos años.

Es fácil entender el equilibrio. En los últimos escalones estudiaremos el taoísmo, corriente filosófica oriental que estoy seguro de que te puede ayudar mucho a ver la vida de otra manera. Los taoístas son los creadores del famoso yin y yang, que seguramente conoces. Ese círculo medio negro medio blanco con un puntito del color opuesto dentro de cada uno de ellos. Ese círculo se denomina Tai Ji. La representación gráfica de que todo está en equilibrio. En realidad, todo tiende a desequilibrarse, es por eso que de forma activa tú tienes que esforzarte para que se mantenga en equilibrio.

Para conseguir la felicidad tienes que buscarla en ti mismo, de nada sirve buscarla en lo que tienes (o, más bien, en lo que quieres tener). El minimalismo te ayuda a ser capaz de distinguir lo que realmente necesitas de lo que crees necesitar, y quedarte con lo básico para conseguir ser feliz; y te acerca a un preciado equilibrio que te llevará a vivir con mucha más serenidad. Vamos a hacer, también en este escalón, un ejercicio más. Un ejercicio doble de limpieza física y mental.

Para empezar, durante esta semana en que vas subiendo este segundo tramo de siete escalones, escoge cinco cosas que tengas en casa para regalar o donar. Cada uno de estos objetos debe tener las siguientes características:

- Tiene que hacer mínimo seis meses que no lo usas.
- Tienes que sentir algo de apego hacia él. No vale tirar el «pongo» del amigo invisible del año pasado.

Si buscas bien, encontrarás miles de objetos que tienes en casa que pueden pasar a mejor vida. Utensilios de cocina que hace años que no usas, libros que no vas a leer nunca más o ropa que no te volverás a poner.

A continuación, vamos a hacer limpieza del armario y verás que también lo será mental. La idea es que prepares siete *outfits*. Un *outfit* es una muda de ropa completa, de pies a cabeza. Vas a organizar siete mudas de lunes a domingo y a guardarlas de manera ordenada donde te vaya bien, en perchas o dobladas en el armario. Una vez que las tengas, vas a hacer una muda más de deporte y otra para ir algo más elegante (por si tienes un compromiso, tipo boda).

Cuando lo tengas todo listo, observa toda la ropa que no has usado para montar estos nueve *outfits*. Luchando con tu apego, dona todo lo que sobra. Y observa cómo necesitas mucho menos de lo que tienes.

Haciendo este doble ejercicio tu mente se queda en paz. Por un lado, estos cinco objetos que vas a donar se acabarán convirtiendo en cien, y pronto te darás cuenta de que tu casa tiene menos cosas, y tu mente, menos estímulos.

Por otro lado, verás que te sobra medio armario y que, si tienes menos ropa, tu mente también se relaja, dedicas menos tiempo por la mañana a vestirte y el que te sobra, lo puedes dedicar a meditar o a hacer yoga, por ejemplo.

Aprendizaje del escalón n.º 12

- Reducir objetos te hace feliz. Si quieres tener la mente clara y en calma, es imprescindible que empieces esta práctica. Es un trabajo profundo de soltar y desapegarte de muchas cosas que crees que necesitas. No es así, son tan solo objetos que te han provocado momentos de microfelicidad. Cuando lo consigas verás que tu casa se convierte en un *spa*, en un espacio de relax y paz donde descansar cuerpo y mente. La ansiedad no tiene cabida en un lugar así.
- Vivir en equilibrio con todo. No nos inventamos nada, todo está dicho ya, y no fue dicho ayer. El taoísmo es una corriente filosófica con más de tres mil años de antigüedad, y en ella ya se hablaba sobre la importancia de vivir en equilibrio. ¿O acaso la naturaleza no se mantiene en un equilibrio perfecto? Nosotros somos parte de la naturaleza.

ESCALÓN N.º 13

Hábitos, no hay secretos. Segundo objetivo alcanzado

Hoy en día se habla mucho de éxito, y para el tipo de sociedad en que vivimos está muy claro lo que significa esta palabra, o al menos lo que significaba hasta la gran crisis económica del 2008. Tener éxito hasta ese momento consistía en tener estudios, un buen trabajo, casarse, tener un par de niños, un coche de gama alta, una casita de veraneo y abundancia económica para vivir tranquilos.

Después de la crisis del 2008 estas expectativas empezaron a cambiar y el listón bajó considerablemente. Tener un buen trabajo y vivir tranquilo ya era sinónimo de éxito. Y para los que empezaban su vida laboral, con tener un sueldo de mil euros ya se consideraban más que afortunados.

Con esta exposición pretendo reflexionar sobre lo relativo que es el éxito, y cómo nuestra sociedad influye en nuestra percepción de este.

El éxito es para cada uno lo que es. Durante más de diez años para mí el éxito fue salir de la ansiedad. Lo conseguí, y ahora tengo otros objetivos. Y, en consecuencia, mi idea de éxito ha variado.

Hemos subido hasta aquí trece escalones. En estos primeros escalones he intentado plantar una pequeña semilla en tu cabeza para que crezca y te acerque a la verdad de cómo funcionamos. Esta semilla aporta en cada uno de nosotros conocimiento y ejercicios sobre la ansiedad y cómo aplicarlos. A partir de este escalón seguiremos subiendo juntos, pero te toca regar a ti esta semilla para que se convierta en un árbol. Ya hemos hablado un poco de cómo regarla, pero, créeme, no hay secretos. El éxito se alcanza a través del conocimiento y la formación, trabajando duro y aprendiendo del fracaso.

En lo que nos queda de ascenso veremos tres teorías que a mí me han cambiado la vida y que llevamos nueve años compartiendo en los talleres BYE BYE ANSIEDAD con mucho éxito. Estas tres teorías tratan sobre cómo enfrentar la mañana, cómo enfrentar la noche y, finalmente, qué actitud tomar en la vida para no sufrir ansiedad.

Pero antes de enfrentarnos a ellas, en este escalón quiero compartir contigo una lista de hábitos que te ayudarán sin duda a llegar al éxito. En este momento, a salir de la ansiedad.

HÁBITOS DE VIDA

- Levántate temprano: ya lo hemos visto, pero quiero remarcar su importancia. Aprovecharás mejor el día y tendrás tiempo para ti.
- Calienta el estómago antes de desayunar: toma una infusión o un té antes del desayuno, calentarás el estómago y ayudarás a la digestión.
- Incorpora proteínas y grasas saludables en tu desayuno: haz un desayuno de verdad. Posiblemente esta es la comida más importante del día. Llena el depósito con algo de calidad, tienes todo el día por delante.
- Haz pausas activas en el trabajo: no trabajes nunca más de una hora seguida. Cada cincuenta minutos haz diez

de descanso. Y en estos diez minutos estira el cuerpo y haz unos *jumping jacks*.

- Come variado: lleva una dieta variada y completa en nutrientes que son muy importantes para las funciones del cerebro, como el omega-3, así como el hierro, el yodo y la vitamina B_{12}, los cuales interactúan en el desarrollo cognitivo.
- Diviértete: cuando nos divertimos, nos relajamos y disfrutamos del momento, cuando nos divertimos y sonreímos, automáticamente nos sentimos más seguros y libres de amenazas y peligros.
- Busca tu momento para respirar: hemos dedicado siete escalones a hablar de este tema, imagina si es importante. Espero que lleves ya una semana haciéndolo.
- *Snacks*, pocos y de calidad.
- Organiza el día siguiente: también hemos hablado de ello, y ahora ya sabes cómo hacerlo.
- Aléjate de las pantallas antes de acostarte: la luz que emiten las pantallas afecta directamente a tu glándula pineal, haciéndole creer que es de día y despertando procesos químicos que te activan en vez de relajarte.
- Vete a dormir temprano: nunca vayas a dormir después de las doce de la noche. Pasada esa hora, ya es otro día. Ordena tu día, levántate y acuéstate el mismo día. Si lo haces siempre a la misma hora, verás lo beneficioso que es para tu salud física y mental.

Hábitos de alimentación

- Come más frutas y verduras: agrega como mínimo tres piezas de fruta y haz que todos tus menús tengan verdura, de cuantos más colores, mejor. Te sentirás mejor, más enérgico y fuerte. Y créeme, si luchas contra la ansiedad, mejor estar a tope para poder ganar esta guerra.

- Elimina las grasas no saludables e incorpora a tu alimentación grasas saludables como la del aguacate, los camarones y los frutos secos.
- Come pescado azul dos veces por semana: dale de comer a tu cerebro. El pescado azul, como las sardinas, es rico en ácidos grasos omega-3, básicos para las funciones neuronales.
- Sé consciente de las porciones de comida que se ponen en el plato: siempre quédate con un poco de hambre. Esa es la manera de saber si comes para tapar la ansiedad o porque tienes hambre. Si estás comiendo de manera emocional, te costará mucho más vencer la ansiedad, y es algo que tendrás que trabajar.
- Aléjate de los dulces y alimentos procesados: este tipo de alimentos solo deben comerse como un premio mensual. Cuando abandones su consumo verás que el cuerpo no te los pide ni como premio.

Hábitos en el trabajo

- Movimiento consciente: la excusitis aguda para no hacer los ejercicios para la ansiedad es siempre, entre otras: no tengo tiempo, tengo trabajo. Pero puedes aprovechar el momento en que estás delante del ordenador. Cuando estés sentado, estira bien la espalda, mantén la salud de tu columna como debe ser y cuando hagas tus *breaks* trata de aprovecharlos al máximo para caminar y estirar las piernas en vez de invertirlos en mirar el teléfono o revisar tus redes sociales.

- Hidrátate: ten al lado una botella de agua o una tetera con una infusión que te guste para ir bebiendo mientras trabajas. No tomes refrescos, bebidas estimulantes o gaseosas.
- Presta atención a tu voz interior: no te digas cosas negativas ni pienses en lo peor. Cada vez que tu mente se vaya a esos pensamientos, frénala, y luego te dices algo bonito: «Lo estoy haciendo muy bien», «Si no termino hoy, mañana lo haré mejor», «Acepto la situación, soy feliz». Lo que quieras, busca la que mejor se adapte a ti.
- Actitud positiva: sonríe, el poder de la sonrisa te llevará directo a esa actitud. Prueba durante una semana; fuerza la sonrisa como si fueras estúpido, verás cómo te sientes al terminar la jornada. Cada vez que te estés agobiando o estés harto de lo que te toca hacer, dibuja una sonrisa en tu cara. De verdad que funciona, y hay estudios sobre ello.

Aprendizaje del escalón n.º 13

- Todo es relativo, y por ese motivo nada tiene tanta importancia. Márcate el salir de la ansiedad como tu objetivo más próximo. Ponte el objetivo en una fecha realista y empieza a trabajar para llegar allí triunfante. Imagínate que ahora te fichan para una película de Marvel Studios y te dan un papel de heroína o de héroe. En dos meses te dirán que te tienes que poner en forma como lo hicieron Scarlett Johansson o Chris Hemsworth. Estoy seguro de que, si te pagaran lo que ellos cobran por hora de rodaje, lo harías. ¿Crees que tu salud vale menos?
- Te toca regar la planta: nadie te va a sacar de la ansiedad, este libro tampoco. Aquí encontrarás la fórmula, pero el único capaz de hacerla suya y aplicarla con éxito eres tú.
- Si no has empezado ya con los trece primeros escalones, no esperes a mañana, empieza hoy. Comienza con la respiración del bostezo, la meditación diaria y a organizar tu día a día porque, a partir de estos escalones, vamos a subir el volumen de la canción.

TERCER PISO

La teoría del 5x4. No necesitas más de veinte minutos

Ya has visto la importancia de ser organizado. Es fundamental para que puedas conseguir aquello que te propones, para cambiar tus patrones mentales y para hacer desaparecer tu sintomatología. Durante nueve años ayudando a personas como tú a salir de la ansiedad, se me han ocurrido infinitas imágenes para que puedas entender el camino que yo hice. Una de las que más funciona en los grupos y que te ayudará mucho a ponerte las pilas es la siguiente.

Imagina que estás en un bote en medio del mar, rodeado de otros botes ocupados por otras personas que, al igual que tú, están sufriendo de pinchazos, ahogo, vértigos, ganas de vomitar, migrañas, insomnio, etc. Cada uno va en su bote, flotando en medio del mar. A la vista hay dos islas, y una de ellas es la Isla de las Excusas. A esa isla es adonde la mayoría de los botes que están a tu alrededor se dirigen.

A los que sufrimos ansiedad nos encanta esa isla. Allí todo es fácil y nos podemos comportar como niños pequeños, sin enfrentarnos a nada y buscando a alguien que nos saque de todos los apuros. Nos reunimos todos en la playa sin hacer nada, nos dejamos llevar por la apatía y compartimos nuestras dolencias y todo aquello que haríamos si no las tuviéramos. Decimos: «Cuando salga de aquí, voy a dejar mi trabajo» o «Claro, es que yo soy muy sensible, y todo me afecta más que a los demás» o «Yo llevo un año haciendo sesiones con mi psicólogo, pero no funciona: la ansiedad siempre vuelve».

Nuestros compañeros de isla, mientras hablamos, van asintiendo con la cabeza y dicen: «Claro, pobre, normal, es difícil, vivirás siempre con ello», y eso nos encanta, nos hace sentir comprendidos, amados y cuidados.

Es la Isla de las Excusas; de allí, difícilmente se sale. Es como el canto de las sirenas que atraía a los marineros con su belleza para hundirlos en lo más profundo del mar.

La otra isla, desde la distancia, no parece tan bonita; esa es la Isla del Compromiso. A ella se acercan pocos botes, pero la mayoría de los que llegan, a los pocos meses salen de nuevo del puerto para volver a casa. Cuando abandonan la isla han renovado el bote, que ahora es un reluciente catamarán que les permite volver a su hogar sin problema, dejándose llevar por el viento.

La Isla del Compromiso produce rechazo en un principio. La gente no es tan comprensiva como en la de las excusas, y lo que se oye por allí son frases como: «Tengo que dedicar más horas al yoga, aún no noto el beneficio» u «Hoy he atacado la nevera por ansiedad, tengo que ponerme las pilas. Mañana empiezo otra vez» o «La cabeza aún me dirige a veces, a partir de hoy doblo el tiempo de meditación».

Si quieres tener éxito, aprende a no escuchar a la masa. La mayoría de las personas tiran hacia la isla de la excusitis. No escuches sus cantos de sirena, mantén tu foco y demuéstrate que trabajando duro lo conseguirás. Si quieres llegar a olvidarte de la ansiedad, a partir de hoy empieza a buscar soluciones, no excusas.

En esta subida al tercer piso vas a aprender la teoría del 5×4. Una teoría que se convertirá en práctica cada mañana para que, en tan solo veinte minutos, puedas realizar cuatro ejercicios que harán desaparecer tus síntomas de ansiedad en una semana.

ESCALÓN

N.º 14

Compromiso hacia la victoria

Deseo que hayas remado con fuerza hacia la Isla del Compromiso y sigas aquí conmigo. Si aún tienes dudas, mejor deja de leer y vuelve a este punto cuando estés convencido. A lo mejor necesitas un tiempo más de pinchazos en el pecho para decidir que ya basta.

Si ya has decidido comprometerte con tus metas, eso significa que estás dispuesto a hacer lo que haga falta, durante el tiempo que haga falta. Antes de empezar con nuestra ronda del 5×4 nos vamos a comprometer en los siguientes aspectos:

ME COMPROMETO A HACERLO BIEN

Aparca para siempre la mediocridad de tu vida, no hagas las cosas para cumplir. La vida te devuelve lo que tú le entregas; si le entregas sacrifico y excelencia, te devuelve exactamente lo mismo.

ME COMPROMETO A APRENDER

Si quieres que tu vida mejore, tú tienes que mejorar. Nunca dejes de invertir en ti mismo, dedica siempre recursos a tu desarrollo personal (libros, seminarios, audiolibros, comidas con gente interesante) y a aquello que haces: meditar, yoga, *qi gong*, deporte, etcétera. Lo cierto es que quien no avanza, retrocede; quien no mejora, empeora.

Me comprometo con las soluciones

Nunca más me acercaré a la Isla de las Excusas y, cuando vea que me acerco, pararé y buscaré la manera de alejarme. El problema de buscar excusas es que, si uno las busca, siempre las encuentra. La vida es una continua gestión de problemas, uno tras otro: el piso, la hipoteca, los hijos, las vacaciones, etcétera.

No tener problemas sí que es un problema, porque es indicativo de que no haces nada, y eso es lo peor que puede pasar. Los problemas nunca desaparecen, pero las soluciones tampoco. Es una cuestión de enfoque. Donde hay un problema hay una solución, porque un problema que no tiene solución no es un problema y, por tanto, para qué preocuparse.

Me comprometo con los demás

Lao-Tse dijo: «Si quieres ir rápido, ve solo; si quieres llegar lejos, ve con otros».

Habla con los demás de lo que te pasa, comparte tus experiencias, sin lamentaciones. En los talleres BYE BYE ANSIEDAD trabajamos la ansiedad desde la psicología, la neurociencia, la psiquiatría y también desde el yoga, el *qi gong*, la fitoterapia, la meditación y la naturopatía. Y es bestial ver la mejora de la gente después de cada clase. Pero te aseguro que lo que tiene más fuerza de todo el taller es el grupo de gente que lo compone, remando todos juntos para llegar al mismo puerto.

Las respuestas no son inmediatas, aunque a día de hoy tengamos la información tan a mano. Cuando los resultados no acompañan, siempre se pasa por momentos de duda y de bajón que ponen a prueba la confianza en uno mismo. Lo que tiene mérito es seguir adelante cuando no puedes más. La mayoría abandona. Es fundamental ser mentalmente fuerte. Quien resiste, vence. El éxito es una cuestión de perseverar cuando los demás han renunciado. Maharshi, un importante maestro espiritual hinduista dijo: «Nadie triunfa sin esfuerzo. Aquellos que triunfan deben su éxito a la perseverancia».

Aprendizaje del escalón n.º 14

No lo dejes para mañana: ya ves lo importante que es estar comprometido. Recuerda la pregunta que nos hacíamos antes: ¿por qué quiero tener ansiedad? Si ya has decidido que no quieres tenerla más, lo único que necesitas ahora es compromiso y perseverancia. En los siguientes escalones proseguimos con las herramientas.

ESCALÓN N.º 15

Las seis de la mañana

Entre las cuatro y las siete de la mañana tiene lugar el intervalo de tiempo de menor distracción en la sociedad moderna en que vivimos. Además, es en ese período cuando tu cerebro está más disponible a tu creatividad primaria, la más repentina, la que surge de repente, la idea inicial que aparece sin desarrollo.

Mientras duermes, tu cerebro se reestructura, afianza ideas y suelta todo aquello que le es inútil para el día siguiente. Cuando despiertas, tu pensamiento es fresco, tu creatividad es impecable, estás más dispuesto para acceder a tus dones y a tus talentos.

Si crees que eso es imposible, recuerda la neuroplasticidad cerebral y todo lo que hemos hablado sobre los hábitos hasta ahora. Y levántate más temprano durante sesenta y seis días. Pasados estos días, te será mucho más fácil madrugar.

Una vez que tengas el hábito creado, te voy a enseñar qué hacer durante esas primeras horas. Lo haremos al llegar al tercer piso. De momento, sigamos subiendo.

Existen muchos hábitos saludables que se conocen desde la Antigüedad, y levantarse temprano no es una excepción. ¿O no conoces el dicho «A quien madruga, Dios le ayuda»?

Si implementas este hábito durante sesenta y seis días, estoy seguro de que serás una persona distinta pasado este tiempo.

Esta primera hora de la mañana es la más importante del día y la vas a dedicar exclusivamente a ti. Lo veremos al llegar a este nuevo piso. Pero tienes que saber que, además, el simple hecho de madrugar te aporta estos beneficios:

- Aumentarán tus defensas: estar expuesto a la claridad temprana del día activa distintos procesos celulares de nuestro organismo que no ayudan a adquirir vitamina D. Y, además, en el plano más espiritual, poder ver cada día cómo sale el sol no tiene precio.
- Te hará feliz: levantarte temprano te hará, además de dedicar tiempo a tu ser, estar más organizado y sentirte más liviano en cuanto a las tareas del día. Cosa que te hará sentirte más feliz y relajado.
- Te sentirás descansado: levantarse y acostarse temprano hace que tu ritmo circadiano se regule; en consecuencia, duermes mejor, te sientes más enérgico y descansado.
- Adquirirás energía: levantarte temprano y dedicar la primera hora a ejercitar cuerpo y mente te ayudará también a tener *a posteriori* un desayuno más pausado y completo. Además de tener más hambre a la hora del desayuno, tendrás más tiempo para tomarlo y lo disfrutarás más.

Espero haberte convencido en este escalón de la importancia de madrugar. No dudes que es un hábito difícil de adquirir. Pincharás más de un día, y te aseguro que te levantarás refunfuñando el primer mes. Pero se consigue, y cuando el cuerpo se acostumbre, no querrás volver atrás.

Los próximos cuatro escalones forman parte ya de la teoría del 5×4. De modo que, rompiendo un poco el orden que estamos siguiendo, permíteme que te cuente qué es esta teoría por partes en cada escalón. Cada escalón será un nuevo ejercicio en forma de hábito. Empezaremos con yoga, seguiremos con ejercicio físico, *qi gong* y meditación.

Aprendizaje del escalón n.º 15

Levantarse temprano es importante: aunque te suene como una tortura descabellada, descubrirás que es un hábito maravilloso para encontrar el equilibrio interior y, además, para poder exprimir tu día al máximo.

ESCALÓN N.º 16

Fortalecer el cuerpo flexible (5×4)

Cuerpo flexible, mente flexible. Has oído esta frase mil veces a lo largo de tu vida. Y mi experiencia en este campo me dice que, sin duda, es más que acertada. Estirar y flexibilizar mi cuerpo cada mañana es uno de los mejores hábitos que he incorporado en mi vida. Y siempre, en mi rutina de mañana de las seis a las seis y cinco, estiro mi cuerpo. Lo hago sin salir de la cama o, mejor dicho, mientras salgo de la cama. Mi rutina desde que abro los ojos hasta que me pongo de pie se basa en el yoga. Sí, porque creo que el yoga es la práctica más adecuada para estirar el cuerpo, ya que, además de trabajar el estiramiento, incluye la meditación y la respiración. ¿Qué más quieres?

La práctica diaria del yoga estimula el tálamo, que es la parte del cerebro que interviene en la regulación de la actividad de los sentidos. Este provoca un aumento en los niveles de ácido gamma-aminobutírico (GABA).

El GABA es un neurotransmisor (como la serotonina o la dopamina) y, por tanto, envía mensajes químicos a través del cerebro y el sistema nervioso. En otras palabras: participa en la comunicación entre neuronas. Y ya hemos hablado un poco de la importancia de las conexiones neuronales y la plasticidad. Si tenemos este sistema a tope, nos será más fácil cambiar e incorporar nuevos hábitos.

El yoga está muy de moda actualmente en Occidente, pero en realidad empezó a ponerse de moda en el siglo pasado, hacia los años setenta. Es originario de la India y es una de las seis doctrinas del hinduismo. De modo que en un principio nació como una práctica espiritual con bases fuertemente religiosas. En sus inicios, por lo que sabemos, en el siglo III a. C., el yoga no era más que una postura estática y cómoda para meditar durante largos períodos de tiempo. No será hasta dieciocho siglos después cuando se encontrarán los primeros escritos sobre yoga en movimiento, lo que hoy conocemos como *hatha* yoga.

En los últimos años se han llevado a cabo algunos estudios sobre los beneficios del yoga en la salud y, aunque no existe una opinión unánime, sabemos que este mejora la condición física, reduce el riesgo de enfermedades cardiovasculares, regula la presión arterial, reduce los niveles de colesterol, mejora el índice de masa corporal y, sin duda, es una gran arma para tratar enfermedades mentales como la ansiedad y la depresión.

Lo importante de esta práctica no es tan solo el hecho de estirar el cuerpo, sino también la respiración que acompaña al movimiento. En el ámbito del yoga, a esta respiración se la denomina *pranayama*. Este tipo de respiración (igual que la del bostezo que estamos aplicando nosotros), transmite más oxígeno a la sangre y al cerebro, y ayuda a aumentar el *prana* o energía vital. Además, una respiración adecuada ayuda a eliminar los productos de desecho y toxinas presentes en nuestro organismo, y purifica el torrente sanguíneo.

Así que en la teoría del 5×4 empezaremos con el yoga; ya ves todo lo que te aporta. Y te garantizo que después de sesenta y seis días de práctica vas a alucinar. De todas maneras, si empiezas hoy mismo, cuando termines el libro ya estarás notando un gran beneficio.

Lo haremos tal y como lo hago yo todos los días, saliendo de la cama, y vamos a hacer lo siguiente: cuando suene el despertador a las seis no salgas de la cama de un bote, primero estírate bien, alarga brazos y piernas en dirección contraria todo lo que puedas, y haz un buen bostezo. A continuación, colócate en posición fetal, tan solo diez segundos. Luego incorpórate lentamente, sentándote en el borde de la cama. Mantén la espalda recta y ten presente que ya estás respirando de manera abdominal (no hace falta que cuentes respiraciones, hazlo lo más natural posible).

Desde esta posición deja caer la cabeza hacia abajo, con la barbilla tocando casi el pecho. Cuenta cinco segundos. Regresa a la posición inicial y vuelve la cabeza hacia un lado como si quisieras mirar hacia atrás (atención: el tronco no se mueve, solo el cuello). Ahora repítelo hacia el otro lado.

Vuelve a la posición inicial. Entrecruza los dedos de las manos y gíralas, que miren hacia fuera. Lleva las manos hacia el cielo estirando bien los brazos hacia arriba mientras las sigues con la mirada. Estira bien la espalda, nota cómo se despierta. Cuenta cinco segundos y ve doblando la espalda lentamente como si quisieras ir con la barbilla hacia el ombligo. Baja las manos mientras vas doblando la espalda y dirígelas hacia delante desde el pecho y estira bien. Repite este ejercicio diez veces.

Ahora vas a hacer una torsión. Verás cómo se despierta el cuerpo. Pon la mano derecha en la rodilla izquierda y coloca la mano izquierda detrás del culo. Gira todo el tronco y el cuello hacia atrás y respira. Cuenta diez segundos y repite hacia el otro lado.

Poco a poco incorpórate. Cuando estés de pie, deja caer la cabeza hacia el suelo y que todo el tronco la acompañe, doblando la cintura en dirección a los pies. Cuenta cinco segundos y sube poco a poco irguiendo la espalda lentamente vértebra a vértebra; lo último que sube es la cabeza. Ve con cuidado, no te hagas daño.

Ya casi has terminado tu primer hábito del día. Último ejercicio: estamos de pie, con las piernas juntas, ponemos las manos en las rodillas y doblamos ligeramente las piernas. Rotamos las dos piernas hacia un lado y luego hacia el otro. Para finalizar, coloca las manos en el abdomen, busca una posición cómoda, que sientas que tienes buena estabilidad, y haz tres respiraciones del bostezo. Aprovecha para escuchar tu cuerpo y dale las gracias. Te lleva cada día de un lado a otro y se queja poco. Haz las paces con él y prométele que lo cuidarás a tope. Vamos a por el siguiente hábito.

Este primer ejercicio no tiene que llevarte más de cinco minutos. Adáptalo a tus tempos. Tampoco hace falta que calcules el tiempo, si dura ocho minutos, no pasa absolutamente nada.

Aprendizaje del escalón n.º 16

- Estirar es vida: si te fijas en la naturaleza, verás que todos los animales estiran su cuerpo al despertar. Si alguna vez has tenido perro o gato, lo has podido comprobar. Tienen unos hábitos clarísimos de salud. Recuerda lo que hablábamos en los primeros escalones sobre la evolución y esos cien mil años entre evolución y evolución. En realidad, no eres tan distinto a los primeros *Homo sapiens* que vivían en el Paleolítico medio. Así que, como animal, estás más cerca de lo que crees de las costumbres que pueden tener el perro, el gato y, ya no digamos, los primates.
- Todo es antiguo: no nos inventamos nada, y ahora hay una escuela de yoga en cada esquina. Y es un gran negocio. Sin duda es mucho mejor ganarse la vida con una escuela de yoga y aportando algo positivo a la sociedad que fabricando bebidas nocivas para la salud. Pero si nuestra especie está estudiando estos temas desde varios siglos antes de Cristo, será por alguna razón de peso. Y ya verás algunos escalones más arriba que esto no solo pasa en la cultura oriental; griegos y romanos también contaban con prácticas de este tipo.

ESCALÓN N.º 17

Fortalecer el cuerpo fuerte (5×4)

Deporte, deporte, hay que hacer deporte. Hay que ir al gimnasio, hay que estar muy guapos y muy en forma y además es bueno para la salud.

A veces tengo la impresión de que la sociedad enfoca el deporte con estas prioridades, en este orden: primero estar guapos e ir al *gym* a fardar y hacerse fotos para colgar en las redes, y luego, si también va bien para la salud, genial.

Necesitamos movernos todos los días, tener actividad física. Subir escaleras, caminar y llevar una vida lejos del sofá. Pero también necesitamos sudar y hacer movimientos corporales que no hacemos al practicar actividad física diaria.

El segundo hábito de nuestra teoría es hacer deporte. Atención porque no nos vamos a ir a correr (ejercicio que recomiendo mucho), sino que mediante un hábito de cinco minutos fortaleceremos el cuerpo y sudaremos un poco.

En la bioquímica de los humanos hay cuatro sustancias naturales (endorfina, serotonina, dopamina y oxitocina) que parecen actuar como activadores de la felicidad. Estas sustancias se segregan al hacer deporte.

Después de un poco de ejercicio te sentirás más centrado,

activo, feliz y contento. Es increíble como este hábito afecta a tu estado de ánimo.

Cuando haces deporte el corazón late más rápido. En realidad estás hiperventilando y acelerando el corazón para calentar el cuerpo. Te suena, ¿no? Pero esta vez con una razón real y de peso: te estás moviendo y lo necesitas.

Al principio de hacer ejercicio es normal que te asustes, porque el corazón se acelera y te recordará a cuando tienes un ataque de pánico, pero solo es una reacción del cuerpo a la fatiga. Cuando empieces a practicar, si bajas el nivel de exigencia, tu corazón volverá poco a poco a su estado normal de agitación. El secreto: entrena tu corazón para que lata más lentamente; reducirás tu ansiedad. Es cuestión de práctica.

Haciendo deporte cada mañana vas a conseguir los siguientes beneficios:

- Ganarás confianza: cumplir metas o desafíos de ejercicio, incluso modestos, puede estimular la confianza en uno mismo. Ponerte en forma también puede hacer que te sientas mejor físicamente.
- Te sentirás más seguro: mejorarás la sensación de fortaleza, de control sobre ti mismo y sobre el medio. En este sentido, el ejercicio físico ayuda a mejorar nuestra sensación de autoeficacia.
- Facilita el manejo de emociones negativas como la ira, la rabia, la tristeza o el miedo.
- Incrementarás tu interacción social: el ejercicio y la actividad física pueden darte la posibilidad de conocer a otras personas y de socializar. Tener relaciones sociales puede ayudar en nuestro proceso de cambio, sirviendo de apoyo social o distracción de nuestros problemas.

- Sobrellevarás los problemas de forma más sana: hacer cosas positivas para controlar la depresión o la ansiedad es una estrategia saludable para sobrellevarlas. Si te obsesionas con cómo te sientes y esperas que la depresión o la ansiedad desaparezcan solas, los síntomas pueden empeorar.
- Ayuda a mejorar la calidad del sueño: una vida sedentaria no ayuda a sentirte cansado por las noches. Practicar deporte cada día conseguirá que caigas rendido a la hora de acostarte.
- Irás más allá del cuerpo: los beneficios de hacer ejercicio no solo se notan físicamente, sino también en la mente, lo cual se extrapola a cada rincón de tu vida.

En nuestra rutina de buenos días de 5×4 aplicarás cinco minutos de deporte y harás dos ejercicios, uno de fuerza y otro de cardio. Puedes hacer los que quieras. Yo te recomiendo seguir a Annita Smiles, la profesora de deporte en los cursos BYE BYE ANSIEDAD. Puedes aprender muchos ejercicios sencillos de ella.

Yo hago dos ejercicios muy conocidos y que me funcionan muy bien: el primero son los *jumping jacks*, y el segundo, una plancha.

Vamos a hacerlos. Acabas de terminar de estirar y de incorporarte de la cama, y el siguiente hábito inmediato será hacer los cinco minutos de deporte. Para ello te cambiarás de ropa. Y aquí haremos un inciso.

Déjate la ropa preparada la noche anterior, así evitas las excusas, que las habrá durante los tres primeros meses.

Una vez que te hayas cambiado de ropa, escoge una zona de casa donde puedas hacer los ejercicios. Para los *jumping jacks* solo tienes que saltar separando piernas y brazos al mismo tiempo. Haz diez repeticiones y descansa unos segundos. Hazlo tres veces.

Después trabajas un poco la fuerza. La plancha es lo más sencillo que hay, simplemente apoya las manos y la punta de los pies como si fueras a hacer flexiones. Mantén la espalda recta como una tabla, sin levantar las caderas ni el culo, y aguanta en esa postura haciendo fuerza con los abdominales. Puedes subir un poco el nivel llevando las rodillas de manera alternativa hacia el pecho, o subiendo y bajando con los brazos haciendo una flexión. O puedes practicar las tres variaciones. Haz tres repeticiones descansando unos segundos entre ellas.

Aprendizaje del escalón n.º 17

- Muévete: la Organización Mundial de la Salud (OMS) afirma que al menos un sesenta por ciento de la población mundial no realiza la actividad física necesaria para obtener beneficios en la salud. No hacer ejercicio todos los días hace que aumenten la obesidad, el sobrepeso, el colesterol o la diabetes. Al menos veintiséis enfermedades crónicas y frecuentes de nuestra sociedad se pueden curar o prevenir con la realización de ejercicio.
- Deporte y hábitos: es importante en nuestro objetivo de crear hábitos que estos sean de corta duración. Es por eso que proponemos dos ejercicios sencillos para movernos un poco. Es recomendable que hagas el deporte y el ejercicio que quieras durante el rato que quieras fuera de la creación de hábitos. Una cosa no quita la

otra, aquí estamos creando hábitos no poniéndonos cachas.

- Actividad física: cualquier movimiento o actividad que hace trabajar los músculos y requiere energía como caminar, ir en bici, bailar, trabajar, limpiar, sacar al perro, hacer la compra, etcétera.
- Ejercicio físico: es la actividad física planeada, estructurada, repetitiva y dirigida con el objetivo de mejorar o mantener uno o varios de los componentes de la aptitud física. Ejemplos de ello son los ejercicios que hemos propuesto, que trabajan resistencia, fuerza, velocidad y flexibilidad.
- Deporte: tiene que ser un juego o una competición, y su práctica ha de estar sujeta a un entrenamiento y unas normas. Como el baloncesto, el fútbol, el tenis o las maratones.

ESCALÓN N.º 18

Fortalecer las emociones (5×4)

Una vez que hemos estirado el cuerpo y le hemos hecho una puesta a punto con el ejercicio del escalón anterior, vamos a centrarnos en otra parte de nuestro ser: la emocional.

Para ello vamos a trabajar con el *qi gong* y vamos a necesitar tan solo dos ejercicios y cinco minutos para mantener nuestro sistema nervioso relajado, para regular nuestra sintomatología de la ansiedad y calmar aquellas emociones que nos cuesta expresar o frenar.

El *qi gong* (pronunciado *chi kung*) es un tipo de ejercicio físico que nace con la medicina china y el taoísmo trescientos años antes de Cristo. Al principio de practicarlo puede parecer un poco ridículo, pues no estamos tan acostumbrados a ver este tipo de movimientos como en el caso del yoga, pero sus beneficios son múltiples también. Alivia el dolor, elimina el estrés, la ansiedad y la depresión, y ayuda a tener más energía y vitalidad. Desde la medicina china se cree que al practicar estos ejercicios mueves el *qi* por el cuerpo. El *qi* es la energía vital, similar al *prana* del que habla el yoga. Los médicos que practican esta disciplina afirman que enfermamos cuando esta energía se estanca, ya sea por una dolencia o por una emoción que no encuentra su salida. Lo que haremos con este ejercicio es hacer que el *qi* fluya por todo el cuerpo. Y verás cómo el organismo se relaja y se calienta, ya que harás circular la sangre también, además de oxigenar todo el cuerpo.

La primera herramienta que estudié cuando empecé a investigar para salir de la ansiedad fue la medicina china, hasta el punto de sacarme la carrera correspondiente. Y he podido ver y comprobar por mí mismo los beneficios de esta especie de gimnasia china con tantos años de antigüedad.

Cuando practicas *qi gong* trabajas:

- La respiración profunda: cuando inhalas, la energía se va al sistema nervioso simpático, y cuando exhalas, la energía llega al sistema nervioso parasimpático. Si haces inhalaciones profundas y más prolongadas, obtienes más energía en ambos.
- Movimientos suaves y lentos: ayudan a abrir la energía de los canales de tu cuerpo. De esta manera puedes ir deshaciendo estos nudos energéticos, que según la medicina china no te ayudan a sentirte enérgico y activo. Es muy importante poner mucha intención en esos movimientos para que el ejercicio funcione y no nos hagamos daño.
- Visualización y concentración: al *qi gong* muchas veces se le llama «meditación en movimiento». Y es una práctica maravillosa para empezar con la meditación si eres de aquellos a los que les cuesta entrar en esta disciplina, pues mientras haces el movimiento mantienes la mente centrada en él y cuando esta se va a otros pensamientos, te bloqueas y no puedes seguir con el ejercicio. De este modo, te ayuda a estar centrado.

Después de los cinco minutos de deporte estarás algo acelerado, así que te invito primero a que te pongas un jersey para no resfriarte. Después, en posición de pie separa las piernas en paralelo a la altura de los hombros y coloca las manos en el abdomen. En la práctica del *qi gong*, ese punto dos dedos por debajo del ombligo se conoce como *dantien*. Y es un punto importante de energía, parecido a los chakras del yoga y la medicina ayurvédica.

Ahora haz tres respiraciones del bostezo, sintiendo cómo se hincha y deshincha el abdomen. Mientras las haces, observa el cuerpo, comprueba que la espalda esté recta, y los hombros, relajados.

Vamos allá. Desde la misma posición deja caer los brazos a los lados del cuerpo. Mientras inspiras súbelos lentamente por delante del cuerpo con las palmas mirando al cielo hasta la altura del pecho. Una vez allí, espira y empuja con las manos hacia fuera, como si cogieras la ansiedad del pecho y la enviaras lejos de ti. No estires del todo los brazos. Ábrelos, inspirando, hasta tenerlos en forma de cruz, abre ligeramente el pecho y junta los omoplatos. Deja caer los brazos a los lados del cuerpo, soltando el aire lentamente hasta llegar a la posición inicial.

Haz el ejercicio seis veces, lentamente, sin prisas, disfrutando del momento. Este es uno de los ejercicios que más me gustan para trabajar la ansiedad de manera muy global. Si quieres potenciar el ejercicio, puedes sacar el aire como en la respiración del bostezo, con la boca bien abierta como si tiraras vaho a un cristal.

Practicar este ejercicio durante tres semanas tres horas al día me sacó a mí de una parestesia por ansiedad. Ya sé que tres horas al día haciendo esto parece un disparate, pero es lo que hablábamos unos escalones más abajo: ¿qué estás dispuesto a hacer para salir de la ansiedad? Yo tenía claro que iba a hacer cualquier cosa, ¿y tú?

Aprendizaje del escalón n.º 18

- Trabajar las emociones: hay muchas maneras de trabajar las emociones. Por nuestra cultura tenemos la creencia de que solo las podemos trabajar a través de la expresión oral. Pero poco a poco vamos viendo que no es así y que, por ejemplo, dando golpes a un saco de boxeo puedo drenar la ira. El miedo, que es la emoción reina en quienes tenemos ansiedad, se puede trabajar muy bien con *qi gong*, a través del movimiento corporal y la respiración. Solo tienes que probarlo y averiguarlo por ti mismo. Verás que después de días de práctica te sientes más fuerte y seguro de ti mismo.
- Somos energía: la energía da lugar a la materia y la materia da lugar a la energía. Lo enunció Albert Einstein hace más de cien años cuando publicó su famosa teoría de la relatividad. Y siglos más tarde el físico Max Planck dijo: «Toda la realidad es, en última instancia, vibración energética».
- El *qi gong* trabaja sobre la energía. A lo mejor aún no hay suficientes estudios que puedan demostrar su eficacia, pero te invito a que observes cómo reacciona tu cuerpo con la práctica y sientas cómo la energía se mueve dentro de ti.
- Como aprendí en medicina china: «Donde va el *shen* va el *qi*, y donde va el *qi* va el *xue*». Es decir, donde va la mente va la energía y donde va la energía va la sangre. Y a mí me gusta añadir: y donde va la sangre va la vida. Y todo esto se resume en: allí donde pongas el foco va todo lo demás.

ESCALÓN N.º 19

Fortalecer la mente (5×4)

El último de los hábitos que vas a aplicar en esta rueda del 5×4 va a ser la meditación. Sé que da un poco de miedo, que posiblemente ya lo hayas probado pero te cueste horrores concentrarte.

Ya verás qué fácil lo hacemos. Ya hemos aprendido una meditación sencilla en el noveno escalón, así que no me repetiré; te propongo que hagas esa meditación al final de tu rutina de primera hora.

Pero sí que te quiero contar algunos de los principales beneficios de aplicar esta herramienta a primera hora de la mañana.

Te habrás fijado o habrás leído o visto en algún documental que los monjes budistas se levantan muy temprano para meditar. No es porque tengan un punto de masoquistas. Es porque meditar a primera hora te aporta muchísimos beneficios mentales y espirituales.

- Eleva la serenidad: la meditación es una herramienta que te ayudará a comprender mejor, a pensar más las respuestas y a estar tranquilo. En definitiva, estarás menos reactivo y en paz contigo y tus pensamientos. Y eso te hará ser mejor persona con los demás. Recuerda que atraemos aquello que somos.

- Incrementa la atención: esta práctica diaria te llevará a ser una persona con mucho más foco. Y lo verás muy rápido. Ya sabes que tener más foco significa tener más poder mental y, en consecuencia, mucha más fuerza para conseguir tus objetivos.
- Desarrolla la sabiduría: en la misma línea que el punto anterior, meditar te ayuda a estar centrado y, en consecuencia, tienes mucha más capacidad de aprendizaje. Es increíble cómo mejora este punto con la práctica meditativa más simple. Yo siempre había sido una persona que se distraía con una mosca, y desde que medito soy capaz de estar horas y horas centrado en lo mismo, sin sacar la mente de esa tarea.
- Impulsa la gratitud: este último punto resume todos los demás. Meditar te hace estar sereno y, en consecuencia, ser agradecido, ser más atento y más sabio.

Aprendizaje del escalón n.º 19

Es cuestión de tiempo que veas el beneficio de esta práctica. Puedes empezar con la que vimos en el noveno escalón o entrar en YouTube y ayudarte con una meditación guiada. No le tengas miedo a meditar. Posiblemente es el hábito al que cuesta más tiempo verle el beneficio, pues no es una herramienta que trabaje de inmediato tu sintomatología. Eso te hace pensar que no es tan efectivo como los demás. Aun así, si no te rindes y lo practicas durante estos sesenta y seis días, vas a alucinar en todos los sentidos por cómo te cambia la vida. Y recuerda siempre que, aunque no vaya tan directo a trabajar tus síntomas de la ansiedad, es una puerta de entrada importante para cambiar el chip, y al final tu objetivo es que el cerebro entienda que hay que ver la vida de otra manera.

ESCALÓN N.º 20

La teoría del 5×4. Tercer objetivo alcanzado

¡Felicidades! Has conquistado un nuevo objetivo y tu camino hacia la salida de la ansiedad se acorta.

Llegados a este punto me gustaría desmontar un poco mi propia teoría para que veas la importancia de hacer tuyo todo esto de lo que hablamos.

Yo empecé a practicar esta teoría, de esta manera, no hace tantos años. La llevo a cabo así porque después de mucho ensayo y error me he dado cuenta de que es lo que mejor me funciona. Y he podido comprobar, enseñando en nuestros cursos, que a la mayoría de los alumnos les pasa lo mismo.

La realizo en este orden y a primera hora de la mañana por todos los beneficios que hemos ido comentando en cada punto. A modo de resumen, si echamos un vistazo a la teoría, verás que recién levantado por la mañana, en los primeros veinte minutos de tu día, estiras el cuerpo, generas reacciones químicas y fortaleces el físico, mueves la energía y centras la mente. No tengo manera de saber cómo son tus primeros veinte minutos del día en este momento, pero por lo que oigo en mis clases posiblemente los pasas en Instagram, corriendo para vestirte y desayunar en tiempo récord, o contestando *e-mails.* Ya no te digo si tienes hijos y además tienes que ocuparte de los demás.

Menudo cambio si a partir de ahora te levantas una hora antes y dedicas los primeros veinte minutos a la rueda del 5×4.

No perdamos de vista que este conjunto de hábitos dura veinte minutos y te has levantado una hora antes. Así que aún te quedan cuarenta minutos para hacer alguna cosa más y potenciar tus mañanas.

Te recomiendo lo siguiente: los veinte minutos que siguen dedícalos a calentar el organismo. Prepárate un té o una infusión, según si necesitas un poco de teína por la mañana o no. Pero no te hagas un té cualquiera, prepárate uno con especias. Este tipo de té nos reconforta y nos ayuda a regular nuestra temperatura, además de los múltiples beneficios para la salud que tienen la mayoría de las especias que suelen contener. El clavo tiene propiedades que mejoran la circulación, la canela calienta el cuerpo, la pimienta negra te ayuda a quemar grasas y a acelerar el metabolismo, y el jengibre calienta el organismo de dentro hacia fuera, cosa que te hace sudar y te da una energía interesantísima.

Soy muy fan de las propiedades del jengibre para la ansiedad, y creo que tomarlo diariamente en poca cantidad te ayudará mucho. Imagina si creo en las propiedades del jengibre que mi segunda hija se llama Ginger.

Esta infusión la puedes tomar mientras te da el aire. Si tienes una salida exterior en casa, aprovéchala, aunque sea una ventana. Y si además tienes la suerte de poder ver salir el sol, ya es maravilloso. En esos veinte minutos, estructura tu día, piensa en cómo será. Repasa tu lista de «*To do*».

Una vez transcurridos esos veinte minutos de paz, los siguientes y últimos veinte minutos antes de ponerte las pilas con tu día aprovéchalos para aprender algo nuevo. Lee. Es mi consejo, con veinte minutos al día de lectura podrás leer un libro a la semana, que son cuatro libros al mes, que son cuarenta y ocho libros al año. Te aseguro que si empiezas hoy, cuando termine el año serás otra persona, mucho más sabia y, en consecuencia, con muchas más herramientas para enfrentarse a la vida. Y tal como se plantea este principio de siglo, creo que lo vas a necesitar.

Y sin darte cuenta has terminado la primera hora del día y mira la de cosas que has hecho. Este libro está pensado para que avancemos juntos durante estos escalones, pero si has decidido primero leerlo y luego ponerte las pilas, piensa que te va a costar hacer todo esto de golpe, aunque eso no es motivo para rendirse. Recuerda que tienes que hacerlo durante sesenta y seis días para que tu cerebro lo integre todo como un hábito, así que ¡ánimo! Y si un día no lo haces, no pasa nada. Al día siguiente, otra vez.

Aprendizaje del escalón n.º 20

Este es el orden: cambiar tus mañanas de manera radical será uno de los pasos más importantes que vas a dar para salir de la ansiedad, y en un futuro próximo, cuando la ansiedad no sea más que un recuerdo del pasado, verás que este hábito te lleva mucho más lejos de lo que pensabas.

CUARTO PISO

La regla de los seis pasos del sueño

Damos mucha importancia a nuestras horas de trabajo e intentamos aprovecharlas al máximo para rendir a tope y conseguir resultados. Pero, en cambio, no damos tanta importancia a las horas de descanso, y desde mi punto de vista estas son igual o más importantes.

Si descansas bien, rindes más, estás más enérgico y activo, y con esa actitud puedes enfrentarte mejor a la ansiedad. Dormir al menos siete horas de calidad cada noche es esencial para mantenerte saludable. Y, ojo, de calidad. Hablaremos de cómo conseguir esto unos escalones más arriba.

Cuando duermes creas las bases de todos tus hábitos y decisiones diarias. Mientras duermes, tu mente y tu cuerpo se recuperan del día de trabajo anterior. Durante la fase REM, la del movimiento rápido del ojo durante el sueño, tu cerebro separa la información importante de la que no lo es y archiva la memoria a largo plazo. Si esta etapa del sueño es corta, y esto pasa debido a las horas de calidad que duermas por la noche, te sentirás menos concentrado y menos rápido mentalmente, además estarás de mal humor y contestarás mal a los demás.

Con el paso del tiempo, el déficit de sueño incluso puede incrementar el riesgo de sufrir depresión.

El descanso afecta a casi todos los tejidos de nuestro cuerpo. Afecta a las hormonas del crecimiento y del estrés, a nuestro sistema inmunitario, a la respiración, a la presión arterial, a la salud cardiovascular y al apetito.

Tus hormonas del hambre se descontrolan porque no se han regulado durante la noche, y eso aumenta la sensación de hambre y disminuye la saciedad. Fíjate que cuando estás cansado no te apetece una ensalada César, buscas la rosquilla de chocolate y la taza de café.

Eso, a la larga, conlleva muchos más problemas de salud. Si además estás intentando salir de la ansiedad, como puede ser tu caso, dormir mal te va a llevar a comer mal, y debes tener cuidado porque lo que te pide el cuerpo son precisamente ese tipo de alimentos tan nocivos para la ansiedad.

ESCALÓN N.º 21

Insomnio y ansiedad

Según mi experiencia, el insomnio por ansiedad es debido a que tu rumiación extrema se activa a la hora de acostarte, lo que te impide dormir. Es una cuestión de hábitos saludables antes de ir a la cama. Y la verdad, reconócelo, no los tenemos.

Mi manera de ir a dormir cuando tenía ansiedad era, ahora lo veo, una de las causas de que tuviera ansiedad. Pero como suele pasar, es como un pez que se muerde la cola. Crees que no duermes porque tienes ansiedad, pero es que dormir poco o dormir mal también te lleva a tener más ansiedad.

Llegaba de trabajar a casa a las siete de la tarde y lo primero que hacía era merendar unas galletas y un café. A veces, si quedaba con alguien, era más idóneo tomar unas patatas bravas y una cerveza. Después me ponía a ver la tele un rato, alguna serie que me gustara, algo sencillo que no me hiciera pensar. Esto hasta la hora de cenar, «la hora del premio», pensaba yo. Un buen plato de pasta o arroz y un segundo, normalmente pescado o carne, y unas patatas chips. De postre, un yogur con un poco de chocolate. Todo esto lo engullía delante de la tele mientras seguía consumiendo series. Llegaban las once de la noche y, normalmente (no siempre, pues a veces me controlaba), cuando hacía una hora que no comía, me dirigía a la cocina para prepararme un bol de cereales con leche.

Seguía consumiendo televisión. Sobre la una de la madrugada me acostaba, un rato de Instagram o YouTube y a dormir. Muchos días daba infinitas vueltas antes de poder conciliar el sueño, pero finalmente me dormía. A las siete de la mañana me levantaba para ir trabajar, entraba a las ocho a la oficina.

Esta era mi rutina todos los días. Si te sientes identificado, no sufras mucho: en realidad es la rutina del noventa por ciento de la población. Pero, como siempre, es mucho mejor identificarte con el diez por ciento restante. Vamos a analizar un poco qué pasa con este tipo de rutina.

En primer lugar, a partir de las siete de la tarde mi cuerpo empezaba a recibir una gran cantidad de alimentos de consumo rápido y, en consecuencia, una explosión de energía rápida que no necesitaba, pues de siete a una de la madrugada mi culo no se movía del sofá prácticamente para nada. Al hacer esto le estaba diciendo a mi cerebro que necesitaba energía para continuar en marcha esas horas.

Hay dos maneras de conseguir restaurar la energía: comiendo y durmiendo. Si no hacía una, me tocaba hacer la otra. Es curioso comprobar cómo llegamos a casa cansados y el cuerpo nos dice: «estoy cansado», y en vez de procurarle descanso lo que hacemos es forzarlo para que haga unas actividades que no nos aportan nada.

Además, en esta rutina hay un exceso de pantallas lumínicas. Y ya lo hemos apuntado en uno de los primeros escalones: si le das luz artificial a tu cerebro, este piensa que es de día y activa el cuerpo para estar a tope en vez de relajarlo. Y, encima, al llegar a la cama lo último que hago es coger el móvil y darle más luz justo delante de la glándula pineal (entre los dos ojos), que se encarga de estos temas. Ya tengo el insomnio servido, pues es la fórmula mágica para abonarse a él.

Hoy mi rutina es muy distinta. Llego a casa sobre la misma hora, a las siete, me doy una ducha y me pongo cómodo. Ahora tengo dos hijas, así que me encargo de hacer la cena para ellas y acostarlas. Se hacen las nueve. No ceno, sino que tomo una infusión y, en días puntuales, si no he podido merendar, me preparo una crema de verduras.

Después miro un rato la televisión; me encantan los documentales, así que normalmente escojo este género. A las diez de la noche apago la tele y me pongo a leer en el comedor, con el mínimo de luz posible. A las once me voy a la cama, me acuesto, cuento hasta diez y ya estoy durmiendo.

Esta nueva rutina emula mucho mejor los ciclos de la naturaleza: preparo mi cuerpo poco a poco para ir a dormir. Primero, no le doy de comer, y le digo que si está cansado, lo perciba y se dé cuenta de que pronto iremos a dormir. Después le voy apagando las luces poco a poco, como si fuera el sol que se está poniendo.

Eso permite también que mi cerebro interprete que es de noche y empiece a segregar melatonina para inducirme al sueño. Evidentemente, a los tres segundos de estar en la cama estoy dormido.

Para empezar a cambiar esta rutina aplicaremos los seis pasos para ir a dormir. Verás que, si empiezas a aplicar estos nuevos hábitos, en pocas semanas tu sueño se habrá regulado.

Estos seis pasos son:

- Dar un paseo: antes de acostarte te recomiendo que vayas a dar un paseo cortito, si puede ser por la naturaleza mucho mejor. Si no tienes esa posibilidad, haz algo de ejercicio moderado en casa. Si lo haces, despejarás la mente y cansarás el cuerpo, cosa que te irá bien si tienes un trabajo poco activo físicamente.

- Planificar tu día: deja el día siguiente bien organizado. Si lo haces, tu mente se irá tranquila a la cama y a la hora de coger la almohada no empezará a pensar en lo que tiene que hacer mañana, puesto que ya lo ha hecho antes.
- Apagar el móvil: cuando llegues a casa, deja el móvil en el recibidor en modo avión, o, si quieres, desconecta todos los avisos menos las llamadas si así te quedas más tranquilo. Así no tienes la tentación de estar mirándolo constantemente.
- Leer: ya te he hablado de lo que pienso sobre los múltiples beneficios de la lectura. Te recomiendo que leas en papel por la noche, por el tema de la luz artificial. Busca lecturas específicas para la noche, que no sean temas que te alteren.
- Meditar: realiza una pequeña meditación antes de ir a la cama. Centra tu mente en la respiración, como hemos aprendido, cinco minutos. Verás qué bien duermes. Si te apetece cambiar, puedes escuchar una meditación guiada. Al final de este libro, te regalo una. Puedes usarla. Es una visualización muy sencilla para relajar todo el cuerpo.
- Respirar: ya llevas unos días haciéndolo, estoy seguro. Sigue con ello, y antes de acostarte haz veinte respiraciones del bostezo.

Aprendizaje del escalón n.º 21

- Todo depende de ti: parece que estamos tan desconectados de nuestra esencia que no sabemos ni comer ni acostarnos para descansar. Es increíble, con la de cosas extraordinarias que el ser humano es capaz de hacer. Si ahora mismo no estás durmiendo bien, es cuestión de ordenar tu día. Si crees que no puedes porque estás muy acostumbrado a unos hábitos determinados, hay que cambiar. A veces para hacer un cambio tan importante de una manera rápida hay que aplicar medidas un poco más drásticas. Si quieres cambiar ya este hábito, te recomiendo que de la mano de un profesional de la salud hagas un ayuno de sueño. No duermas en un día y verás cómo al siguiente a las once estás en la cama. Y a partir de allí empieza con los hábitos. A veces hay que formatear el disco duro e instalar de nuevo el sistema operativo.
- La naturaleza es sabia: el sol sale y se pone; dependiendo de la estación, más temprano o más tarde. Solo tenemos que imitarlo. Ya entiendo que en invierno no te irás a dormir a las seis de la tarde. Pero en todo lo que puedas, es interesante estar en armonía con el entorno, pues somos parte de la naturaleza. Si tus horarios de trabajo no te lo permiten, que muchas veces pasa, sé muy espartano con tus horarios y tus rutinas: aunque cambien de hora, que no cambien de orden.

ESCALÓN N.º 22

Nunca pasa tanto

Si un día no puedes dormir, tampoco pasa nada. Con esta afirmación te quiero decir que los que sufrimos ansiedad tenemos tendencia a preocuparnos demasiado por todo. Y si un día estás preocupado y no puedes dormir, pues tampoco es tan grave. Aprovecha el tiempo, no lo pierdas mirando la pantalla boba.

Cuando tenemos ansiedad me parece interesante empezar a tomarnos las cosas un poco más a la ligera.

Para comenzar a cambiar todos estos pensamientos negativos tenemos que empezar a ver que nada es tan grave. Aunque nos pasen cosas bestias en esta vida, nada es tan importante. Todo pasa. Un mismo problema tiene la capacidad de ser visto desde trescientos sesenta grados; si el mismo problema lo ven distintas personas desde cada uno de estos grados, tendremos muchas versiones distintas del mismo problema.

Fíjate qué grave es todo cuando nos pasa a nosotros, pero muchas veces, cuando a un amigo le pasa lo mismo, tenemos la capacidad de tomar distancia, ver ese problema desde otro punto de vista y concluir que no es tan grave y tiene solución.

A partir de ahora, cuando no puedas dormir siéntate a respirar y analiza qué es lo que te preocupa. Cuando lo hayas localizado piensa en estos trescientos sesenta grados e intenta ver el problema desde otro ángulo. Verás cómo en poco rato lo relativizas.

Aprendizaje del escalón n.º 22

Nada es tan importante: todo se puede relativizar. Deja de machacarte tanto y empieza a quererte más.

ESCALÓN

N.º 23

La cama sirve para dormir

Para ayudarte a la hora de dormir hay algunos *tips* que puedes tener en cuenta; son muy sencillos de aplicar en el dormitorio y sin duda hacen que la experiencia de acostarte sea más placentera. Vamos a verlos.

- Temperatura: es recomendable que tu habitación esté a unos veinte grados de temperatura. Existe una relación directa entre la temperatura corporal y la exterior. Y durante la fase REM el cuerpo tiene mucha más dificultad en regularla. Para ello no hace falta que calcules la temperatura con un termómetro, simplemente ten en cuenta que la habitación esté bien ventilada y que los tejidos de la cama sean los correctos para la época del año. Al existir una relación directa entre la temperatura del ambiente y la del cuerpo humano, se recomiendo mantener una temperatura neutra, entre dieciocho y veintiún grados. Teniendo en cuenta que durante la fase REM del sueño, la más sensible, el cuerpo tiene mayor dificultad para la termorregulación, es importante usar tejidos que la favorezcan.
- Luz: ya hemos hablado de la influencia negativa que provocan las pantallas en la producción de melatonina a la

hora de relajar el cuerpo e inducirlo al sueño. Así que nada de pantallas en la habitación. Dormir con luz artificial provoca un sueño más superficial, con mayor número de estados de vigilia y alteraciones en las ondas cerebrales. Hoy en día hay luces inteligentes que, además, te pueden ayudar a descansar mejor. Se dice que lo ideal sería no superar los setenta y cinco lux. Este tipo de bombillas permiten regular la luz según las necesidades personales, y a día de hoy están al alcance de todos.

- Ruido: no alcanzar la fase REM, tener un descanso insuficiente y sufrir de insomnio la mayoría de las veces viene provocado por el ruido. La OMS recomienda como máximo treinta decibelios de escucha por la noche. Si estás en una habitación ruidosa, empieza ya a aplicar técnicas de aislamiento acústico, te aseguro que valdrá la pena invertir en esto. Descansarás bien y tendrás mucha más energía.
- Entorno decorativo: nunca dejes la habitación desordenada. Intenta que esta sea el máximo de minimalista posible. Nada de ropa por el suelo, libros en las mesitas y aún menos ordenadores. La cama sirve solo para ir a dormir y tener relaciones sexuales. Todo lo demás lo haces en el comedor o en el estudio. Intenta, además, que toda la decoración del dormitorio sea muy neutra.
- Cama: un tercio de tu vida lo vas a pasar tumbado en ella. Elige un buen colchón y una buena almohada. Un colchón incómodo no te permitirá tener un sueño continuo y reparador.

Aprendizaje del escalón n.º 23

Actúa. En ocasiones pensamos que no podemos hacer nada, pero lo cierto es que hay muchas cosas que están en nuestras manos. Cuida mucho estos detalles, pues van a ser de gran ayuda, y muchas veces marcan la diferencia entre quién consigue llegar al éxito y quién no.

QUINTO PISO

The Anxiety Polar Star. La guía hacia la salida

Llegados a este punto espero que tengas varias cosas claras sobre la ansiedad, sobre cómo funciona tu cerebro y cómo reprogramarlo para que tus síntomas desaparezcan para siempre.

Recuerda que hay que aplicar la teoría del 5×4 cada día y aprovechar tus mañanas; regular tu rutina de noche y empezar a dormir seguido y las horas que necesitas; comer bien, en las cantidades necesarias, y llevar unos buenos horarios tanto de ingesta como del resto de tareas. De esta manera tu sistema nervioso estará tranquilo, pues tu cerebro está programado y sabe cuándo toca recuperar energía.

Verás que aplicar lo aprendido hasta este escalón hará que tu sintomatología desaparezca. Tendrás que practicar cada día, pero comprobarás que cada día de práctica te acerca un poco más al bienestar.

Una vez que tenemos esto en marcha, nos toca trabajar un poco en las conductas que nos llevan a tener ansiedad. Y sobre todo en aquellas que podemos cambiar o aplicar para dejar de sufrirla.

He dedicado años a elaborar la teoría que vamos a tener

como objetivo aprender en este piso y estoy seguro de que habrá otras muchas cosas que puedes hacer y cambiar; sin embargo, desde mi experiencia, estas son las que más se repiten. Vamos a profundizar un poco en cada punto. Esta teoría se llama «*The Anxiety Polar Star*». La estrella polar de la ansiedad, pues es una estrella formada por diez puntas que se encarga de brillar muy fuerte y guiarnos hacia la salida de manera certera. Esta estrella es algo especial, ya que nosotros mismos tenemos el poder de hacerla brillar más o menos dependiendo de cómo aplicamos lo que nos muestra en cada una de sus puntas.

Si aplicamos con fuerza cada aprendizaje, la estrella brilla con fuerza y nos guía hacia la salida. Ya verás qué fácil es navegar si vas con un buen norte. Todo aquello que aprenderás en cada punta de la estrella no es algo tangible y práctico que puedas aplicar en forma de hábito, es una actitud, pero tendrás que practicar todos los días para que esa actitud arraigue en tu vida con fuerza si no lo está ya. Las diez puntas de esta estrella son:

- El diálogo interior: es lo que nos frena o nos hace avanzar en la vida.
- ¿Qué hacemos todos los días? No es lo que hacemos de vez en cuando lo que da forma a nuestras vidas, sino lo que hacemos todos los días.
- ¿A quién le doy el poder? No des poder a los problemas, sino a las soluciones.
- No hay limitaciones. No hay limitaciones, hay fases. Crea un objetivo y lucha por él hasta conseguirlo.
- Objetivos imposibles: no te centres en la recompensa inmediata. Hay muy pocos objetivos imposibles, lo que

realmente existe son muchos plazos no realistas. Necesitamos darles a nuestros objetivos el tiempo para desarrollarse.

- Viaje imposible: el único viaje imposible es el que nunca empiezas.
- Aprende a decidir: son tus decisiones, no tus condiciones, las que determinan tu destino.
- No nos afecta lo que nos sucede, sino lo que decimos acerca de lo que nos sucede.
- El cambio de nuestras creencias: todos los avances personales empiezan con el cambio de nuestras creencias. Creamos lo que creemos.
- Crea tu vida: no la administres, créala.

ESCALÓN

N.º 24

El diálogo interior

Cuando sufrimos de ansiedad generalizada durante un tiempo largo de nuestras vidas, esto nos marca de tal manera que la mayoría de nosotros incorporamos un diálogo interno negativo.

Todo ser humano puede tener este diálogo interno negativo en momentos puntuales, y aunque no es agradable, no pasa nada. Forma parte de la vida. El problema es cuando este tipo de diálogo se instala a vivir con nosotros.

A veces nos enfrentamos a un problema realmente difícil de resolver o no tenemos las herramientas correctas para enfrentarlo. Lo que hacemos es darle mucha importancia a ese problema y entonces aparece la ansiedad.

Ya hemos hablado de esto; es lo que los psicólogos denominan «ansiedad anticipatoria». Ese problema sin resolver está tan instalado en ti que desarrollas enunciados distorsionados que se repiten constantemente y distorsionan la realidad.

Este tipo de discurso, sostenido durante un largo período de tiempo, te genera un carácter catastrofista que, con el tiempo, te lleva a sufrir ataques de pánico.

Nuestro equipo de psicología en los talleres BYE BYE ANSIEDAD nos habla siempre de cuatro tipos de diálogo interno que se repiten en quienes sufrimos ansiedad.

El catastrófico

Este diálogo es aquel que se anticipa a todo. Y ante cualquier cosa que puede pasar lo magnifica y busca la peor de las situaciones para instalarla en el cerebro.

Esto da como resultado una percepción errónea de la realidad que puede llegar a desencadenar una crisis de pánico. Cuanto tenemos instalado este tipo de diálogo nos repetimos cosas como: «Todo puede convertirse en una tragedia cuando menos lo espero».

El autocrítico

Este segundo diálogo está muy extendido. Todo el día se juzga y todo lo que hace está mal. Enfatiza sus limitaciones y sus defectos, cosa que le lleva a perder el control de su vida y a depender de los demás, ya que se compara constantemente con ellos y los ve mejores que él. Este tipo de diálogo también te lleva a la envidia de quienes alcanzan metas que tú anhelas y, en consecuencia, a la frustración por no poder alcanzarlas tú. Si estás instalado aquí, oirás en tu cabeza frases como: «No puedo, no soy capaz, no lo merezco».

El victimista

Este tercer diálogo es el que nos hace creer que nada tiene cura, que soy así y no hay remedio. Te hace sentir desprotegido y apático ante la vida. Te hace instalarte en la creencia de que nada puede cambiar, que todo va a salir siempre igual. Y te hace creer que dependes de los demás, que tienen que cuidar de ti. Si tienes instalado este diálogo, oirás en tu cabeza frases como: «Pobre de mí, nadie me entiende, nadie me valora, sufro y no les importa».

El autoexigente

Lo encuentro la mayoría de las veces muy ligado o jugando a pares con el perfeccionismo. Aunque tiene sus diferencias.

Este diálogo te lleva a pensar que, si tienes mucho estrés y mucho trabajo y vas de cabeza todo el día, está bien, porque eso te acerca a la perfección. Pasas el día con una intolerancia casi alérgica a cometer errores. Y esto te lleva, para aliviarte, a culpar a los demás de lo que no te sale bien, pues tu creencia te hace pensar que tú jamás te equivocas.

El diálogo de la autoexigencia te hará pensar que no alcanzas tus objetivos porque algo te falta: dinero, estatus social, un buen coche, etcétera. Y no te dejará mirar hacia dentro para poder cambiar ese patrón. Si estás instalado en este diálogo, oirás en tu cabeza frases como: «No es suficiente», «No está perfecto», «No ha salido como me hubiera gustado», etcétera.

Si en este momento estás sufriendo ansiedad, es muy probable que te sientas identificado con uno o más de uno de estos patrones mentales. Pero todo puede cambiar. Solo hay que tener la herramienta adecuada y ponerse las pilas. Para cambiar este diálogo interno, sea el que sea, vamos a trabajar con lo que llamamos anclajes.

Un anclaje es una técnica psicológica desarrollada por Iván P. Pávlov, premio Nobel de Medicina en 1904. Este psicólogo realizó un experimento muy conocido que tenía que ver con el condicionamiento. Lo que hacía en sus estudios era hacer sonar una campanilla y a continuación dar de comer a un perro. Tras repetirlo en varias ocasiones con diferentes sujetos descubrió que, con el simple hecho de hacer sonar la campanilla, el perro ya salivaba, aunque no tuviese delante la comida.

La psicología denomina este proceso «reflejo condicionado» y es lo que podemos hacer nosotros con nuestro cerebro creando un anclaje.

En realidad, en tu día a día ya formas muchos anclajes sin percatarte de que lo estás haciendo. Relacionas un hecho con una emoción. Por ejemplo, el olor a café o a pan tostado por las mañanas, a la mayoría, nos hace sentir confort y felicidad.

Sin embargo, todos tenemos también anclas negativas, que cuando se activan producen recuerdos y emociones desagradables. Cualquier recuerdo del pasado, por ejemplo, que asocies a un momento de miedo y ansiedad te devolverá esa misma sensación, asociada a un olor, a un gesto o a algún material. Si coger el autobús te recuerda a un momento de ansiedad, es posible que cada vez que valides el billete para entrar tu cerebro haga esa asociación y la ansiedad se dispare.

Para crear un anclaje con éxito tendrás que escoger primero una asociación que sirva única y exclusivamente para ese fin. Puede ser a través de cualquiera de los sentidos: visual (colores, formas, etcétera), auditivo (sonidos o palabras) o cinestésico (olor, sabor, tacto, etcétera). Por ejemplo, imagina que escoges una pulsera y que, a través del tacto, cada vez que toques esa pulsera buscarás una reacción cerebral positiva.

Imagina que vas a trabajar la autoexigencia. Lo primero que vas a hacer es buscar una frase positiva que te saque de ese pensamiento, por ejemplo: «Me acepto y me quiero tal y como soy». Una vez establecida la frase, la repetirás cada vez que toques la pulsera. Y de la misma manera, cada vez que te pilles diciéndote una frase negativa como «No valgo» o «Lo tendría que haber hecho mejor», tocas la pulsera y te repites la frase establecida.

Aprendizaje del escalón n.º 24

- Cambia de *software*: es de lógica aplastante, creo yo, que si te pasas el día diciendo cosas negativas, llegar a ser feliz se convierte en una proeza más bien imposible. Y esa manera de vivir, sostenida durante muchos años, es la vía rápida hacia la ansiedad.
- Atraes aquello que eres: cambiar la manera de hablarte te hará cambiar como persona, y esa es la manera de atraer todo aquello que quieres en esta vida.
- Sí eres suficiente: la limitación para conseguir lo que quieras en esta vida no está en tu incapacidad, sino en la convicción de que no eres capaz.

ESCALÓN N.º 25

¿Qué hacemos todos los días?

Repetición, repetición y repetición. No hay otra máxima para conseguir salir de la ansiedad, y en realidad para conseguir aquello que te propongas en tu vida.

Pasaremos rápido sobre este escalón, pues ya hemos hablado mucho del tema. Pero quiero destacar una cita de Mahatma Gandhi que me ayudó mucho en su momento:

> Cuida tus pensamientos, porque se convertirán en tus palabras. Cuida tus palabras, porque se convertirán en tus actos. Cuida tus actos, porque se convertirán en tus hábitos. Cuida tus hábitos, porque se convertirán en tu destino.

Hemos hablado de los hábitos en todos los escalones. Quiero que te des cuenta de la importancia que tienen, y que todo lo que aprendas lo tendrás que convertir en hábitos para que te funcione. No hay más. Si dedicas una hora día sí día no a hacer *qi gong* para la ansiedad, posiblemente te sentirás mejor. Pero no conseguirás salir de la ansiedad porque no lo automatizarás, y más de un día tu apatía te vencerá y no lo harás. Y estarás eternamente atrapado en esta rueda de hámster, en este pensamiento de autoengaño, donde te dirás que lo estás haciendo todo para salir de la ansiedad, pero que no lo consigues. Espero que en ese momento oigas mi vocecilla dentro de tu cabeza diciendo: «¿Lo has convertido en un hábito?, ¿lo haces todos los días?, ¿lo has hecho durante sesenta y seis días?».

Aprendizaje del escalón n.º 25

Así de fácil: si no lo conviertes en hábito, no lo vas a conseguir. Solo se trata de repetirlo muchas veces, hasta que te salga de manera automática.

ESCALÓN N.º 26

¿A quién le doy el poder?

Durante todo el libro he repetido muchas veces esta idea: no hay varitas mágicas para salir de la ansiedad. El poder y la responsabilidad recaen únicamente en ti.

Si además de entender esto y hacernos poderosos delante de nuestros problemas empezamos a dar más poder y oportunidades a las soluciones que a los problemas, ¡bingo! Me explico.

Si tienes un problema que te provoca ansiedad, es porque estás pensando que tiene difícil o imposible solución. Y eso en realidad te atrapa y te lleva a sentir más ansiedad aún. Allí aparece también el miedo, porque realmente te estás creyendo lo que piensas.

La idea es cambiar esa manera de pensar y entender lo que nos pasa como una oportunidad de crecer, de cambiar y de ser mejor persona.

Lo haremos en dos pasos.

El primer paso es «pillar» los pensamientos negativos. Tienes que escucharte y ver cuándo estás activando esos pensamientos que te provocan ansiedad. Cuando lo detectes, siéntate en algún lugar, cierra los ojos si puedes y sonríe. Esto es lo más importante: sonreír. A continuación, te dices: «No pasa nada, este problema me hará crecer». Y empiezas a buscar soluciones, todas las que se te ocurran. Puedes apuntarlas en una libreta si lo prefieres.

Una vez hecho esto solo tienes que empezar ya a aplicar las posibles soluciones. Si una falla, no pasa nada, a por la siguiente. Verás cómo crecerás como persona y al poco tiempo de aplicarlo también verás la vida de otra manera.

Aprendizaje del escalón n.º 26

Deja de creerte todo lo que te dices: no es cierto, son solo pensamientos, muchas veces inducidos por lo que hemos aprendido durante nuestro crecimiento, antes de convertirnos en adultos. Lo que hemos escuchado en casa, en la escuela o la universidad. Atrévete a romper con lo aprendido y a empezar a adquirir nuevos patrones de pensamiento.

ESCALÓN N.º 27

No hay limitaciones

Seguramente conoces a Bruce Lee por sus películas de Hollywood, donde la gente repartía patadas y puñetazos a mansalva. Pero este famoso actor era también licenciado en Filosofía y especializado en filosofía oriental. En algunas entrevistas se le había oído alguna que otra frase de la cultura taoísta. Hemos visto el famoso «*Be water, my friend*» hace algunos escalones.

Pero Bruce Lee tiene otra frase que me inspira mucho y que me ayudó a no rendirme jamás para salir de la ansiedad. Y lo sigue haciendo ahora:

> Si te acostumbras a poner límites a lo que haces, físicamente o a cualquier otro nivel, se proyectará al resto de tu vida. Se propagará en tu trabajo, en tu moral, en tu ser en general. No hay límites. Hay fases, pero no debes quedarte estancado en ellas, hay que sobrepasarlas... El hombre debe constantemente superar sus niveles.

No hay límites, hay fases. Es genial poder escuchar esto. Si ahora empiezas con todo lo que estamos trabajando sobre la ansiedad, tendrás la oportunidad de experimentarlo tú mismo. Irás entrando en distintas fases, y cada una de estas fases te aportará cosas positivas. Pero el esfuerzo que le dediques también te ayudará a ver que puedes ir más allá, que hay más niveles por escalar. Fíjate en cómo hemos planteado este libro, con escaleras que subir para salir de la ansiedad. Cada uno de los pisos que logramos alcanzar es un éxito para salir de la ansiedad. Pero siempre hay otro piso que conquistar. No te estanques jamás en un piso por comodidad, el siguiente siempre es mejor. El agua estancada se pudre y en ella proliferan las bacterias; el agua que fluye en movimiento es vida. Si te quedas quieto, serás como el agua estancada.

Así que crea un objetivo, ve a por él. En este caso, salir de la ansiedad es tu objetivo. Aunque lo puedes subdividir, por ejemplo, en dejar de sentir síntomas, tener mejor nivel de vida, nunca más sentir ansiedad. Cuando lo hayas alcanzado no te quedes ahí, ve a por más. Cuando salgas de la ansiedad piensa qué has aprendido de este proceso. De lo aprendido, qué puedes aplicar a otros aspectos de tu vida. Verás que empiezas a ver toda tu vivencia con la ansiedad como un regalo de la vida para ser más feliz. Y que sin pasar por ahí posiblemente nunca hubieras llegado hasta donde estás ahora.

Aprendizaje del escalón n.º 27

Todo es una oportunidad. Si no hay límites, no hay un objetivo final que conquistar. Entonces el entendimiento es gozar del camino. Disfrutar de la vida aprendiendo cada día de ella. Cada escalón (cada fase) es un aprendizaje para poder subir al siguiente.

ESCALÓN N.º 28

Objetivos imposibles

Todos los días recibo infinidad de *e-mails* o mensajes en las redes sobre personas como tú que sufren ansiedad. Y muchos de estos mensajes buscan lo mismo: el ibuprofeno para la ansiedad.

Comparto contigo un ejemplo:

> Hola, Ferran. Llevo diez años sufriendo de ansiedad con pinchazos en el pecho y mareos constantes. Además, me cuesta dormir por las noches. ¿Me puedes decir, por favor, qué puedo hacer para dejar de sentirme así? He probado con el yoga y la meditación, pero no me funcionan.

Este tipo de mensajes, que contesto con mucho gusto, aluden siempre a lo mismo: ¿me puedes decir el secreto? Mi respuesta siempre es la misma: el secreto está en ti. Primero hay que saber que no hay una varita mágica o una solución concreta que apliques un par de días y ya está. La ansiedad no se cura con una inyección.

De modo que la única solución es ponerte un objetivo, como decíamos en el escalón anterior, y entender que el problema no está jamás en ese objetivo, sino en la prisa que tienes por conseguirlo. No hay objetivos imposibles, hay plazos irrealistas.

Si hace diez años que estás con ansiedad, querer salir de ella en dos semanas es un plazo imposible. Y si te lo fijas como posible, verás que no puedes, te desmotivarás y volverás a caer cada vez.

Si, por ejemplo, te pones como plazo seis meses, eso ya es más abarcable, e irás luchando hasta conseguirlo. ¿Qué son seis meses de tu vida, ni que sea un año, si después te espera una vida de tranquilidad por lo que a la ansiedad respecta? Si llevas diez años sufriendo, seamos realistas.

Aprendizaje del escalón n.º 28

No te engañes: los tiempos para conseguir nuestros objetivos son muy variados y dependen de cada uno, pero sé realista. Si está comprobado que tardas sesenta y seis días en crear un hábito y tienes que crear varios para empezar solo a rebajar la sintomatología, haz números. Si no lo haces bien, caerás en la desmotivación. Ayúdate y haz bien las cosas desde un principio.

ESCALÓN N.º 29

Viaje imposible

Cuando empiezas a comprender que el límite está verdaderamente en tu interior, comienzas a descubrir un mundo nuevo lleno de infinitas posibilidades.

Si crees que hay viajes imposibles, nunca viajarás y nunca verás tus sueños hechos realidad.

Lo imposible solo tarda un poco más en llegar, es cuestión de tempos e implicación. Cuanto más tiempo le dediques, antes llega.

Tienes que poner todo tu empeño y lanzarte, aunque tengas miedo, pero dirigirte hacia ello. Si eres capaz de creer que no hay viaje imposible, conseguirás lo que te propongas. Creer en todo cuanto parece inalcanzable e irrealizable es la única forma que el ser humano entiende de avanzar en su vida, buscar el triunfo y ser uno mismo. De otra forma, nunca lograrás nada y te quedarás a las puertas de todo.

Existen mil ejemplos de personas que han conseguido lo que se han propuesto porque creían en ellas mismas y en sus objetivos. Y gracias a ello, cuando han caído mil veces, han encontrado la fuerza para volverse a levantar. Bill Gates, Anthony Robbins, Ferran Adrià, Gandhi, Nelson Mandela... Y si te lo propones, encontrarás cien nombres más.

Aprendizaje del escalón n.º 29

Empieza a andar: te has quedado sin excusas. Ya has entendido que todo depende de ti. Está estudiado, conocemos las herramientas, hemos estudiado el proceso y el funcionamiento de la mente. Solo tienes que empezar este maravilloso viaje. Con este libro ya has comprado el billete. Así que simplemente empieza a andar.

ESCALÓN
N.º 30

Aprende a decidir

«Es que, claro, con tres niños el tema de los horarios es muy complicado.» «Con el tipo de horario que tengo en el trabajo esto es imposible.» «Con la situación social tal y como está ahora no podré.» «Conviviendo en pareja esto es mucho más difícil.»

Estas frases son solo producto del miedo, un miedo que te lleva a ponerte excusas. Y estas siempre vienen de fuera. Las condiciones personales, sociales, económicas o laborales no son las que van a lograr o impedir que consigas tu objetivo. No son ellas las que determinan tu vida y tu futuro. Eres tú.

Charles Chaplin, famoso actor cómico, conocido también por muchos de sus pensamientos compartidos, nos dejó esta inspiradora frase:

> Lo realmente importante es luchar para vivir la vida, para sufrirla y para gozarla, perder con dignidad y atreverse de nuevo. La vida es maravillosa si no se le tiene miedo.

Creemos que es lo que nos rodea lo que nos impide conseguir nuestros objetivos. Pero nada de eso existe. Lo único real es la percepción que tú tienes de ello. Detrás de ese miedo, está todo lo bueno que te pasará en esta vida. Ve a por ello.

Aprendizaje del escalón n.º 30

Sin miedo, aprende a decidir por ti mismo sin que tu entorno influya en tus decisiones. Te tocará romper barreras, y no es fácil. Pero una vez que lo hagas y decidas desde ti mismo, superarás el miedo y sentirás que la ansiedad es algo mucho más fácil de vencer de lo que pensabas.

ESCALÓN N.º 31

No nos afecta lo que nos sucede

No nos afecta lo que nos sucede, sino lo que nos decimos sobre lo que nos sucede. Esta es una famosa frase de Epicteto, un filósofo griego de la escuela estoica. Epicteto vivió parte de su vida como esclavo en Roma, y la otra parte como célebre filósofo, llegando a gozar de más fama y respeto en vida que el mismísimo Platón.

Este filósofo griego apuntaba que hay que aprender a distinguir lo que podemos cambiar de lo que no. Lo que puedas cambiar, mejóralo, y lo que no, acéptalo. Aprendiendo a aceptar que en la vida te pasarán cosas que no podrás cambiar, serás feliz.

De aceptación también se habla en la psicología budista, que la enfoca como una práctica para reconocer la realidad, lo que sucedió o está sucediendo, porque luchar contra ello solo intensificará tu reacción emocional.

Pero atención: aceptar no significa rendirte o claudicar, ni mucho menos conformarte.

Aceptar significa tolerar una situación; entender que todo lo que nos pasa en la vida no tiene por qué ser bueno. Es abandonar una lucha por algo que no tiene solución y buscar otros caminos que nos permitan vivir como nos gustaría.

Cuando tienes un problema, tiendes a juzgarlo y piensas: «No debe ser así, debe ser de esta manera», «No es justo» o «¿Por qué me ha pasado justo a mí?».

Luchar contra algo que no puedes cambiar solo crea sufrimiento, y un cansancio innecesario. Hay otra frase atribuida a Buda que me encanta sobre este tema:

> Mientras que el dolor es inevitable en la vida, el sufrimiento es opcional.

Aprendizaje del escalón n.º 31

Es lo que toca: siempre con actitud de cambio y de mejora, entiende que no todo lo podemos cambiar. Si se nos muere un padre, no podemos variar eso, no somos Dios. Así que quedarte ahí enganchado solo te llevará dolor y sufrimiento, y seguro que ansiedad. Así que llóralo, acéptalo, pasa página y sigue luchando.

ESCALÓN
N.º 32

El cambio de nuestras creencias

Una creencia es lo que es verdad para ti. Y tu verdad hace que observes la vida desde ese prisma, con esas gafas. Tú puedes estar viviendo la vida desde unas gafas verdes y tu padre la puede estar viendo a través de unas azules. Será imposible que os pongáis de acuerdo si uno de los dos no empieza a soltar un poco el ego y entiende que el modo en que ve las cosas es lo que hace que perciba o que descarte lo que no está de acuerdo con su verdad. Las creencias filtran lo que está en consonancia con lo que nosotros pensamos.

Nos cuesta mucho dar este paso de soltar nuestras creencias y ver que hay otras maneras de ver las cosas. Es realmente una tarea difícil. Y lo es porque:

- Nuestro ego se hincha: a nuestro ego le encanta tener razón. Y eso en realidad nos hace débiles. Te pongo un ejemplo personal. Yo antes era una persona que jamás lloraba, y en apariencia no pasaba nada. Pero al no permitirme llorar y soltar una emoción mi ansiedad se disparaba. Me justificaba diciendo que era muy fuerte, que podía con todo. Esta era la creencia bajo la que se escondía un problema o una debilidad.

- Nos sentimos seguros: más vale malo conocido que bueno por conocer. Cuántas veces me había repetido esta frase que me decía mi abuela. Y qué feliz fui el día que dejé de decírmela y empecé a salir de mi zona de confort para enfrentarme a mis miedos.
- Excusitis: si hago fuertes mis creencias, me sirve para no enfrentarme a mis miedos, y tengo buenas excusas para no hacerlo. Porque me creo que la vida es realmente así.
- Adivinación del futuro: como todo es siempre igual, y siempre tengo una opinión superformada de lo que es la vida y de cómo funciona, ya sé lo que pasará en el futuro ante cualquier evento. Es lo que llamamos profecías autocumplidas: «¿Por qué hacerlo si ya sé que no lo voy a conseguir?». Seguro que pensando así no lo consigues. Me jugaría dinero. Lo que estás haciendo es distorsionar una evidencia (si te esfuerzas lo consigues) para que encaje con tu realidad actual (no soy capaz).

Aprendizaje del escalón n.º 32

Todo se puede cuestionar: pon en duda todas tus creencias, obsérvalas. Es la mejor manera de empezar. Así que cada vez que sueltes por tu boca una sentencia, respira, cuenta hasta diez y ponla en duda. Con tiempo y práctica descubrirás que se aprende mucho más escuchando que hablando. Y que muchas cosas que ahora crees puedes dejar de verlas tal como las ves y empezar a creerlas de otra manera. Y eso te hará crear una vida distinta. Seguro que te suena la frase de Albert Einstein: «Si buscas resultados distintos, no hagas siempre lo mismo».

ESCALÓN N.º 33

Crea tu vida

Nos pasamos el día administrando nuestra vida. Viendo cómo haremos para sobrevivir, para alcanzar todo lo que queremos hacer en el día, para multiplicarnos, y encima nos obsesiona ser felices. Si la vida se trata de ver cómo pasa e ir administrando el día a día, creo que es muy normal entonces que sintamos ansiedad y que nos cueste sentirnos felices.

Cada vez somos más las personas que sufrimos ansiedad. Los últimos estudios del National Institute of Mental Health, del 2018, indican que dos de cada cinco personas en España sufren ansiedad.

Sinceramente, pienso que esto ocurre por cómo enfocamos nuestra vida. El día a día del siglo XXI es frenético, y tenemos que buscar herramientas para poderlo sobrellevar y ser felices. Si nos pasamos la vida organizando el día, no lo vamos a conseguir.

La idea es empezar a crear nuestra vida a través de nuestra mente, y no estar apagando fuegos. Así que empecemos a crear nuestra realidad. La realidad tan solo es lo que nuestros cinco sentidos recogen. Aquello que podemos ver, tocar, oler, probar y escuchar.

Hay dos tipos de realidad que tienes que conocer para empezar a trabajar todo esto. Una es la objetiva, la que no da lugar a la interpretación personal. Por ejemplo: veo dos personas sentadas en la parada del autobús. Por otro lado, existe la realidad subjetiva, en la que entra la interpretación personal que haces de la realidad; durante todo este piso hemos estado hablando de ella. Por ejemplo: veo dos personas sentadas en la parada del autobús. Yo puedo pensar que están esperando el autobús, pero tú puedes concluir que una de ellas está solo descansando.

La realidad puede ser, en gran parte, subjetiva. Dos personas pueden vivir la misma realidad y, sin embargo, verla de forma diferente.

Así que a partir de hoy empieza a crear tu día, no a administrarlo.

Desde el pensamiento elegimos, mediante la emoción atraemos. Y con la acción nos dirigimos físicamente hacia aquello que deseamos para manifestarlo.

Aprendizaje del escalón n.º 33

- La mente es poderosa: somos increíbles, y se ha estudiado muy poco sobre cómo funcionamos. Hay algunos estudios que hablan del SAR (Sistema de Activación Reticular), un filtro en nuestra mente que se encarga de decidir qué retenemos y qué no de entre toda la información que recibimos. Somos conscientes del cinco por ciento de la información que nos llega del exterior. El otro noventa y cinco por ciento queda almacenado en el subconsciente.
- El SAR nos ofrece la información que es relevante para

sobrevivir. Lo que indican los estudios es que este mecanismo es programable: si lo hacemos de forma que nos haga ser conscientes de situaciones favorables para nosotros, nos estaremos acercando a nuestro objetivo poco a poco creando aquello que queremos vivir. Si nuestro objetivo es salir de la ansiedad, al cultivar en nuestro interior un interés constante en este objetivo el SAR comenzará a ser programado para que aquellas oportunidades que estén relacionadas con lo que deseamos comiencen a ser visibles para nosotros.

- A mí me cuadra mucho, lo puedo decir con mi propio ejemplo. Me he demostrado durante estos años que consigo aquello que me propongo. Y esto me lo enseñó la ansiedad, te lo aseguro.
- Pero tan solo es una teoría, no he encontrado ningún estudio serio sobre el tema por el momento.

SEXTO PISO

Aprender de los sabios: vivir sin ansiedad

Creo que todo lo que podamos aprender en esta vida está ya escrito por alguien. En realidad, en los escalones subidos hasta ahora hemos hecho referencia a muchos sabios de muchas épocas distintas.

En mi camino para salir de la ansiedad me introduje en el autoconocimiento y la filosofía. Con lo primero que topé fue con el taoísmo, del que también hemos comentado algún pensamiento. Era el camino lógico, pues estaba estudiando medicina china y *qi gong* y todo me llevó a mirar hacia Oriente. Del taoísmo aprendí muchas cosas, como vivir en harmonía con la naturaleza, la importancia del equilibrio, la no acción. Muchos conceptos muy interesantes para forzar este cambio de chip que tanto necesitamos para salir de la ansiedad. Luego los veremos con calma. Años después me interesé por el budismo, y estuve dos años estudiando un curso de psicología budista que me enamoró. De allí aprendí conceptos como la vacuidad, el saber soltar, el apego o el ego.

Y finalmente me empecé a preguntar si este tipo de pensamientos se encontraban solo en Oriente o si mis ancestros más lejanos, griegos y romanos, también hablaban de estas cuestiones. Allí topé con el estoicismo (sobre el que sigo leyendo), y he aprendido conceptos muy útiles para la ansiedad también, como la autarquía, la ataraxia o el esfuerzo y la virtud.

En los siguientes dos escalones me propongo, a través de citas históricas de filósofos taoístas y estoicos, reflexionar sobre la ansiedad. Y en especial sobre la manera de vivir que nos acerca o aleja de ella.

ESCALÓN N.º 34

Estoicos: esfuerzo y aceptación

Aunque hoy a la felicidad se la sitúa en un pedestal y se la adorna con la cualidad de la perpetuidad, no siempre fue así. Ya hemos visto que a nuestro cerebro en realidad lo único que le preocupa es sobrevivir. La felicidad no excluye momentos difíciles o frustrantes, ni siquiera sentimientos hoy considerados negativos. El estoicismo intenta enseñarte esto: si te esfuerzas, si luchas contra las adversidades, saldrás ganador y te acercarás más a la felicidad.

El estoicismo fue una corriente filosófica que surgió en la Antigua Grecia, fundada por Zenón y que está siendo altamente retomada en la actualidad. En la mayoría de los libros que nos hablan de cómo triunfar en la vida, de cómo han llegado donde han llegado las personas más influyentes de los últimos tiempos, se habla constantemente, a veces sin nombrarla, de filosofía estoica.

Esta doctrina estaba basada en la comprensión de que la vida es de algún modo sufrimiento, pero un tipo de sufrimiento que puede superarse, siempre, cada vez más, mediante el entrenamiento de la mente, el cultivo de la virtud y la concentración en el ahora, asumiendo que lo que nos hace sufrir no son los hechos en sí, sino las creencias que adherimos a tales hechos. Creo que no hay mejor actitud en la vida si se quiere salir de la ansiedad. Si tienes las herramientas, abandona las excusas y esfuérzate, verás cómo sales. Sufrirás, claro que sí, seguramente ya lo estás haciendo, pero llegarás a buen puerto, y cuando llegues serás más fuerte y más sabio.

Vamos a ver algunas frases de filósofos estoicos y a analizarlas.

> Es hora de que te des cuenta de que tienes algo más poderoso y milagroso que las cosas que te afectan y no te hacen bailar como un títere.
>
> Marco Aurelio

Está bien que te preocupes por aquello que depende de ti, y que te ocupes de ello. Tienes ansiedad, pues a por ella. Está bien que lo quieras cambiar, mejorar, perfeccionar.

Ahora bien, lo que no depende de ti, que no te altere. Si no puedes hacer nada, no te preocupes. En especial no te quejes. Quejarse es una pérdida de tiempo y de energía. Lo único que logras quejándote es atraer a tu vida pensamientos miserables, gente miserable y una suerte miserable.

¿Puedes hacer algo para mejorar la situación? Hazlo. ¿No puedes hacer nada? No te preocupes.

> Te juzgo desafortunado porque nunca has vivido la desgracia. Has pasado por la vida sin un oponente, nadie puede saber de lo que eres capaz, ni siquiera tú.
>
> Séneca

Las dificultades son las que te hacen mejorar. Estar viviendo la ansiedad y conseguir superarla te hará mejor persona.

Esos días que pasamos, en todo el mundo, encerrados en casa a causa de la pandemia de la COVID-19, si conseguimos luchar activamente contra ello y buscar la mejora personal dentro de la situación, esto nos hizo más fuertes. Si simplemente esperamos a que pasara el tiempo, no.

El esfuerzo, el sacrificio, el probarse a uno mismo te hace avanzar en la vida. La apatía, la desgana, el dejar pasar los días te mantiene estancado en el mismo sitio.

El que hace siempre lo mismo, siempre lo cómodo, siempre lo fácil nunca mejora. Y aunque te parezca desde fuera feliz, no lo es, puesto que siempre está en el mismo sitio, su vida es un bucle eterno, y eso no te puede llevar a la felicidad. Posiblemente no tendrá ansiedad, porque no tiene que enfrentarse a nada, pero esa seguridad en la que vive es falsa, ya que cualquier día puede desaparecer.

> La vida es muy corta y ansiosa para quienes olvidan el pasado, descuidan el presente y temen el futuro.
>
> SÉNECA

El tiempo es tu recurso más valioso. No lo desperdicies. Todos tus recursos los puedes perder y recuperar después. Pero el tiempo, cuando pasa, ya pasó. No se recupera jamás.

La vida es fugaz, en cualquier momento la puedes perder. Vagar y no hacer nada con el tiempo que tienes es despreciar la vida entera. Y no solo el tiempo que tienes se te puede acabar. También se te puede acabar la capacidad que tienes de hacer las cosas.

Así que haz lo que tengas que hacer cuanto antes, que ser un vago es tarea fácil. Si deseas salir de la ansiedad, esta será una gran actitud para implementar en tu vida. La apatía y la vagancia provocan más ansiedad. Ocupa tu vida y siéntete útil, descubrirás todo lo que eres capaz de hacer.

> Tienes poder sobre tu mente, no en eventos externos. Date cuenta de esto y encontrarás fuerza.
>
> Marco Aurelio

Si tu felicidad depende de factores externos, estás jugando a los dados cada día que te levantas de la cama. A ver si hoy me toca ser feliz, a ver si hoy me pasa algo que me hace ser más feliz, u hoy seré más feliz porque me voy a comprar el último iPhone. Si tu felicidad depende de lo que piensen, hagan o digan otras personas, o de aquello que pase en tu día, te estás buscando decepciones.

¿Quién tiene el poder sobre tu felicidad?

El estoicismo te invita a ser tú mismo quien controle tus sentimientos y a hacerte dueño de tu felicidad, mirando hacia dentro, no hacia fuera.

Si tu felicidad depende de bienes materiales, también te vas a decepcionar. Tu felicidad debe depender de ti, de tus actos, de tus pensamientos. No seas esclavo de lo exterior. Basa tu felicidad en cosas que puedas gestionar.

> La pérdida no es más que cambio, y el cambio es el deleite de la naturaleza.
>
> Marco Aurelio

En vez de criticar las reglas del juego, acéptalas. Somos parte de la naturaleza. Y nos tenemos que comportar de una manera acorde con ella.

Negar la propia naturaleza solo te va a traer problemas. Así que observa tu alrededor, y dentro de tus posibilidades vive de acuerdo con ella. Eso no quiere decir empezar a soltar todo lo material y vivir con un taparrabos en la montaña. Significa que escuches los ritmos naturales de la vida y te adaptes a ellos. Enfoca más a lo que hablábamos de la luz solar y en lo referente al sueño unos peldaños antes. Adaptarte mejor a los ritmos de la naturaleza te ayudará a estar más enérgico y a rebajar la ansiedad.

> No es el hombre que tiene muy poco, sino el hombre que anhela más, el que es pobre.
>
> SÉNECA

Aprovecha lo que tengas mientras lo tengas. Simplemente, no dependas de tus posesiones.

Todo aquello que ahora posees puede desaparecer de un momento a otro. Y todo aquello que deseas poseer puede no llegar nunca, y si llega, podrás darte cuenta de que no te hace feliz. No pienses en todo aquello que harás cuando no tengas ansiedad, empieza ya a hacerlo. Aunque estés sufriendo pinchazos, estos ya desaparecerán; ya lo estás trabajando en forma de hábito, así que no esperes a que llegue tu momento: tu momento es ahora.

La ansiedad es un catalizador positivo hacia el éxito. Y no me cansaré de decirlo. Lo entendí perfectamente con esta frase. Te hace luchar, tienes la suerte de que tu cuerpo te avisa de que algo va mal. Míralo así, hay gente cuyo cuerpo no la avisa, y pasa por esta vida sin pena ni gloria. Tú tienes un enemigo, la ansiedad, y ya sabes que no hay peor enemigo que uno mismo. Es por eso que pienso que no hay mejor manera de conseguir lo que uno quiere en la vida que pasando por la ansiedad. Cuando la superes, y no te queda mucho para ello, lo descubrirás.

> A menudo tenemos más miedo que dolor; y sufrimos más en la imaginación que en la realidad.
>
> SÉNECA

Ya en el siglo IV a. C. se hablaba sobre el miedo. Y creo que no puede ser más clara esta frase de Séneca cuando expone que todo está en nuestra cabeza. Lo aprendimos en los siete primeros escalones: no sufres ansiedad por aquello vives, sino por aquello que piensas sobre lo que vives.

ESCALÓN N.º 35

Taoístas: crea tu propio camino

El taoísmo es una filosofía surgida a partir del *Tao Te Ching*, una obra que habría sido escrita por Lao-Tse en el siglo VI a. C. Y digo habría sido escrita porque realmente no se sabe con certeza si quien redactó ese pequeño libro fue un autor o un conjunto de autores. Te recomiendo mucho que lo leas: es un libro breve escrito en forma de rima con grandes verdades escondidas entre sus líneas. Y creo que en la manera de ver la vida taoísta también tenemos buenos aprendizajes para la ansiedad.

Vamos a analizar unas cuantas frases taoístas. Todas las que te muestro a continuación son de Lao-Tse; si bien hay otros autores posteriores a él, todo el pensamiento taoísta parte de aquí.

> Aquel que obtiene una victoria sobre otro hombre es fuerte; pero quien obtiene una victoria sobre sí mismo es poderoso.

Nuestro mayor rival en la vida siempre seremos nosotros mismos; somos nuestro mayor detractor. Y, en cambio, siempre buscamos al responsable y al enemigo fuera de nosotros. Pero esta noticia ya la conoces de sobra. En realidad, el ser humano sabe que su peor enemigo es él y se refleja en todo lo que hace. Si te fijas en los grandes archienemigos de ficción del mundo del cine de los superhéroes, descubrirás que son personajes calcados a los protagonistas, con la parte sombría de su carácter más destacable que la luminosa. Al contrario que el protagonista al que se enfrentan.

> Un árbol enorme crece de un tierno retoño. Un camino de mil pasos comienza en un solo paso.

Todo en la vida comienza por un pequeño paso, nada se consigue de la noche a la mañana. Te lo he repetido mínimo cinco veces en cada piso. Empieza ahora, no hay nada que te lo impida. La voz que oyes en tu cabeza y que dice «Empiezo el lunes, que así me organizo» o «Ahora no puedo, mejor mañana y así lo hago todo el día» es la voz que te lleva directo a la Isla de las Excusas. ¿Te acuerdas?

> Darte cuenta de que no entiendes es una virtud; no darte cuenta de que no entiendes es un defecto.

Ser conscientes de nuestras propias limitaciones nos llevará a poder superarlas. Para mí esto concuerda mucho con la misma idea del estoicismo sobre la aceptación. Aceptar aquello que te pasa, si tiene solución cambiarlo, y si no, soltarlo. Simplemente ser capaz de identificar que no entiendes lo que pasa, y esa es una gran virtud, hará que avances en la vida. Si no eres capaz de entender eso, no avanzarás. Tienes ansiedad, pero no sabes por qué: no sabes su origen, no pasa nada, no tienes por qué entenderlo todo. Su causa puede ser cualquier cosa. Tener ansiedad no significa haber tenido una infancia traumática o un trabajo estresante. Suelta ese pensamiento que busca saber el porqué, date cuenta de que no lo entiendes, pero acepta el hecho de que tienes ansiedad y ponte a trabajar para solucionarlo.

Deja de pensar y termina con tus problemas.

En la mayoría de las ocasiones damos demasiadas vueltas a los problemas; no debemos darles tanta importancia. Tengo colgado un vídeo en YouTube donde hablo del «sudapollismo», un término que suena bastante mal, pero que define muy bien esta premisa. Primero entiende que nada es tan importante, no hay ningún problema que merezca horas y horas de darle vueltas. Así que empieza a tomarte las cosas con más calma: nada es tan complejo. Muchas veces le damos vueltas al mismo problema por miedo a enfrentarnos a él, y lo que buscamos incansablemente es la manera de huir. Siéntate cuando tengas un problema, dedícale máximo una hora de tu tiempo, cierra los ojos en meditación, respira y conecta con la solución. Cuando la tengas apunta en tu agenda todos los pasos que seguir para llegar a ella y los días que los vas a llevar a cabo. A bote pronto, en una hora de tu tiempo, tendrás hasta la fecha en que el problema quedará solucionado. Y *voilà*, fuera preocupación.

Observa todo lo blanco que hay en torno a ti, pero recuerda todo lo negro que existe.

En la vida siempre existirán problemas que deberemos atajar: sin ellos no seríamos capaces de valorar todo lo bueno que nuestra existencia nos aporta. El círculo del yin y el yang, el Tai Ji, representa justamente eso: en todo lo bueno hay algo malo, y en todo lo malo, algo bueno.

Los problemas no son malos, y las satisfacciones no son

buenas, al menos no en su totalidad. Un gran problema puede ser una gran oportunidad para crecer, cambiar de trabajo o conectar con aquello que realmente quieres hacer. Y una gran satisfacción, como que te toque la lotería, puede traer consigo grandes problemas *a posteriori*.

> Debes rendirte a tu propio interés. Ama a los otros tanto como a ti mismo. Entonces podrás confiar en todas las cosas que existen bajo el cielo.

Cómo nos cuidemos a nosotros mismos y cómo cuidemos a aquellos que nos rodean nos llevará o no a alcanzar grandes metas. «Eres la media de las cinco personas con las que más te relacionas» y «La vida es un espejo» son dos frases que me repito incansablemente cada día de mi vida y que están muy relacionadas con esta máxima taoísta.

Cuida mucho cuáles son las personas de tu círculo más íntimo, porque se te pegará todo de ellas. Si son personas con rutinas destructivas, que cada tarde quedan para beber, cuyas únicas distracciones en la vida son los videojuegos y el fútbol, que comen mal, que critican a los demás compulsivamente, que se comparan con otras hasta ensañarse, etcétera, vas a terminar igual y te costará mucho cambiar el chip hacia la dirección que estamos intentando tomar. Y la ansiedad no desaparecerá.

Si te relacionas con personas luchadoras y fuertes, que saben lo que quieren, que buscan conocerse e ir siempre más allá, cuyas distracciones son leer, hacer deporte, meditar y quedar para charlar y compartir, todo eso te aportará y te hará crecer con ellas, haciendo tu camino mucho más fácil e interesante.

Por otro lado, la vida es un espejo. Trata siempre bien a todas aquellas personas que no sean de tu círculo más íntimo, con las que te tendrás que relacionar por trabajo o por cualquier obligación: con una sonrisa, aporta bondad a sus vidas y la vida te lo devolverá.

Seguro que has tenido algún día de esos en que has pensado: «Menudo día más malo, si lo sé no me levanto». Cuando vuelvas a tener uno de esos días y ya esté terminando, intenta repasar en casa cuál ha sido tu actitud durante la jornada, y verás que has recibido lo que tú estabas dando desde primera hora. Cuando te levantes otro día con el pie izquierdo, fuérzate a dibujar una sonrisa en tu cara hasta que se te pase. Ya sé que parecerás algo estúpido, pero verás qué sucede al cabo del día.

> El conocimiento es un tesoro, pero la práctica es la clave para ello.

Para alcanzar cualquier conocimiento, es necesario internarse en el camino de la acción, ya sea leyendo o practicando cualquier tipo de arte. Es imposible que llegues a ninguna práctica sin conocimiento. La vida, el autoconocimiento, es como hacer un pastel. Te puede sonar cómo hacer un pastel de chocolate, sabes que llevará harina, chocolate, levadura y huevo. Pero si no sabes qué cantidades, qué tiempo y temperatura de horno vas a necesitar para que no quede crudo, nunca te saldrá el pastel.

El conocimiento te ayudará a saber la receta de todo lo que te preocupa, pues en esta vida ya hay alguien que ha pasado por lo mismo antes que tú y lo ha compartido. Lo que tendrás que poner de tu parte son las horas de práctica. Porque aun teniendo la receta, el pastel no siempre sale bien a la primera.

A MODO DE RESUMEN

Para que esta guía tenga para ti una utilidad diaria, voy a reunir brevemente las frases clave que han ido apareciendo en cada escalón, y que resumen todo aquello que tenemos que hacer, cambiar y aprender para salir de la ansiedad. Así te resultará mucho más fácil usar este libro durante todo tu proceso. Cuando necesites repasar alguno de estos consejos, puedes consultar este último apartado y encontrarás aquello que necesites sin tener que buscarlo por todo el libro.

Cerebro, hábitos y plasticidad

- Hay dos pasos imprescindibles para salir de la ansiedad: 1) aprender a reducir y eliminar la sintomatología, y 2) conocer bien quién eres y cómo interpretas el mundo que te rodea para hacer desaparecer la ansiedad de tu vida para siempre.
- Los hábitos son la llave para conseguir el éxito. Si estás sufriendo ansiedad, serán los hábitos los que te sacarán de ahí y, una vez fuera, los que te llevarán a conseguir lo que te propongas en esta vida.

- Dios es nuestro cerebro. Toda conciencia, toda interpretación de la vida, nace en él.
- Gracias al cerebro y a la mente nos podemos entender a nosotros mismos y comprendemos el mundo que nos rodea.
- El camino para salir de la ansiedad consiste en saber quién soy y cómo interpreto el mundo.
- Si la interpretación que tenemos del mundo exterior y cómo nos relacionamos con él es a través de emociones como el miedo, la autoexigencia, la ira o la preocupación, crearemos una actitud ante la vida que nos provocará ansiedad.
- Durante mucho tiempo pensé que mi ansiedad aparecía por aquello que me tocaba vivir, hasta que un día dejé de mirar hacia fuera y empecé a mirar hacia dentro.
- No tenemos ansiedad por aquello que nos pasa en nuestro día a día, sino por aquello que pensamos sobre lo que nos pasa.
- Tu objetivo con los pensamientos tiene que ser la reconfiguración de la relación que tienes con ellos. Es decir, tienes que aprender a observar los pensamientos para reconocerlos, pero a la vez explorarlos y analizarlos en profundidad para controlarlos.
- Cada vez que repito un patrón, o una asociación de pensamientos, voy creando una conexión (o varias) entre mis neuronas, y si voy repitiendo ese mismo patrón o pensamiento día tras, día estas conexiones se van fortaleciendo (como una gran autopista).
- Gracias a la plasticidad neuronal, podemos «reprogramar» nuestra mente, podemos cambiar nuestra forma de pensar, nuestra forma de hacer.

- Mente y cerebro son lo mismo visto desde distintos puntos de vista, pues la comunidad científica ya sabe que la existencia de un solo pensamiento requiere la interacción compleja de millones de neuronas. Así que la mente necesita al cerebro, el cerebro crea la mente y los dos son la misma entidad.
- El bostezo es un tipo de respiración que oxigena el cerebro y hace disminuir su temperatura ayudándolo a trabajar correctamente.

Creencias y acción

- Tener ansiedad no es cosa de un dios malvado que te haya señalado con el dedo y haya decidido amargarte la existencia por no creer en él. Es únicamente decisión tuya.
- La ansiedad tiene alguna utilidad para ti, aunque simplemente sea hacerte sobrevivir ante situaciones que te parecen peligrosas.
- La fuerza de voluntad es ese impulso interno que nos hace resistir a tentaciones y vencer obstáculos inmediatos. Cada acción que ejecutas, cada momento en que tomas una decisión, es de por sí un acto de fuerza de voluntad.
- La resiliencia es aquello que nos hace llegar al objetivo con éxito, lo que nos lleva a triunfar. Es la capacidad que tienes de sobreponerte a circunstancias adversas y utilizarlas para crecer y desarrollar tu máximo potencial.
- No puedes controlarlo todo. En realidad, casi nada puede ser controlado en su totalidad. Siempre hay una pequeña brecha para la improvisación.
- Redúcelo todo a lo esencial.

- Todo consiste en mantenernos equilibrados. En todo en esta vida, esta ley se cumple a la perfección. Por tomar un paracetamol para el dolor de cabeza una vez cada tanto no pasa nada, pero si lo tomas cada día al despertar porque normalmente te levantas con dolor de cabeza, tienes un problema. Comerse un bollo industrial una vez a la semana con un café porque es domingo y sales fuera a desayunar no implica mucho o nada para tu salud; desayunar cada día así te afectará en pocos años.
- Para conseguir la felicidad tienes que buscarla en ti mismo, de nada sirve buscar la felicidad en lo que tienes (o, más bien, en lo que quieres tener).
- Entre las cuatro y las siete de la mañana tiene lugar el intervalo de tiempo de menor distracción en la sociedad moderna en que vivimos.

Ejercicio

- Estirar y flexibilizar mi cuerpo cada mañana es uno de los mejores hábitos que he incorporado en mi vida.
- A veces tengo la impresión de que la sociedad enfoca el deporte con estas prioridades y en este orden: primero estar guapos e ir al *gym* a fardar y hacerse fotos para colgar en las redes, y luego, si también va bien para la salud, genial.
- Con el *qi gong* vamos a necesitar tan solo dos ejercicios y cinco minutos para mantener nuestro sistema nervioso relajado, para regular nuestra sintomatología de la ansiedad y calmar aquellas emociones que nos cuesta expresar o frenar.

- Si descansas bien, rindes más, estás más enérgico y activo, y con esa actitud puedes enfrentarte mejor a la ansiedad.
- Cuando duermes creas las bases de todos tus hábitos y decisiones diarias. Mientras duermes, tu mente y tu cuerpo se recuperan del día de trabajo anterior.
- El descanso afecta a casi todos los tejidos de nuestro cuerpo. Afecta a las hormonas del crecimiento y del estrés, a nuestro sistema inmunitario, a la respiración, a la presión arterial, a la salud cardiovascular y al apetito.
- Crees que no duermes porque tienes ansiedad, pero no dormir te lleva a tener más ansiedad.
- Si un día no puedes dormir, tampoco pasa nada.

DIÁLOGO INTERIOR

- El diálogo interior es lo que nos frena o nos hace avanzar en la vida.
- Todos los avances personales empiezan con el cambio de nuestras creencias. Creamos lo que creemos.
- Cuando sufrimos de ansiedad generalizada durante un tiempo largo de nuestras vidas, nos marca de tal manera que la mayoría de nosotros establecemos un diálogo interno de carácter negativo.
- Repetición, repetición y repetición. No hay otra máxima para conseguir salir de la ansiedad, y en realidad para conseguir aquello que te propongas en tu vida.
- Si tienes un problema que te provoca ansiedad, es porque estás pensando que tiene difícil o imposible solu-

ción. Y eso en realidad te atrapa y te lleva a sentir más ansiedad aún.

- Si te acostumbras a poner límites a tus objetivos, físicamente o de cualquier otro tipo, esos límites se proyectarán al resto de tu vida. Se extenderán a tu trabajo, a tu moral, a tu ser en general.
- No hay objetivos imposibles, hay plazos no realistas.
- Cuando empiezas a comprender que el límite en realidad está en tu interior, comienzas a descubrir un mundo nuevo lleno de infinitas posibilidades.
- Creer en todo cuanto parece inalcanzable e irrealizable es la única forma que el ser humano entiende de avanzar en su vida, buscar el triunfo y ser uno mismo.
- Las condiciones personales, sociales, económicas o laborales no son las que van a lograr o impedir que consigas tu objetivo. No son ellas las que determinan tu vida y tu futuro. Eres tú.
- Lo que puedas cambiar mejóralo, y lo que no, acéptalo.
- Aceptar significa tolerar una situación; entender que todo lo que nos pasa en la vida no tiene por qué ser bueno. Es abandonar una lucha por algo que no tiene solución y buscar otros caminos que nos permitan vivir como nos gustaría.
- Una creencia es lo que es verdad para ti. Y tu verdad hace que observes la vida desde ese prisma, con esas gafas.
- La realidad puede ser, en gran parte, subjetiva. Dos personas pueden vivir la misma realidad y, sin embargo, verla de forma diferente.

REFLEXIONES FINALES

Este libro está pensado para que subas estos seis pisos en el tiempo que tú necesites. Tienes treinta y cinco escalones para subir, pero estoy seguro de que en alguno de ellos vas a necesitar un par de días a fin de ponerlo en marcha. El libro te va a ser útil para cualquier momento de tu vida. Lo puedes utilizar con el objetivo de dar los primeros pasos para salir de la ansiedad cuando quieras, y verás que en menos tiempo del que crees estarás mucho mejor.

También está pensado para despertar un poco conciencias, y que te des cuenta de varias cosas con las que me encuentro todos los días en personas como tú y como yo que se enfrentan al proceso de salir de la ansiedad. Creencias que hay que empezar a cambiar.

- No es cosa mía, tiene que haber una cura externa.
- No tiene nada que ver con mi manera de ver el mundo.
- No es mi responsabilidad, tengo ansiedad porque...
- No tengo tiempo ni dinero para invertir en mi salud.
- Tiene que ser algo más que ansiedad.

- Mis síntomas son distintos a los de los demás.
- Nadie me comprende.

He intentado que sea un libro tipo guía fácil y rápida para salir de la ansiedad, sin profundizar mucho en temas que realmente requieren una atención. He dado solo una primera pincelada para que todas las creencias con las que me encuentro todos los días se vayan difuminando poco a poco en tu mente. He querido plantar una pequeña semilla para que ahora tú la riegues y la hagas crecer.

Salir de la ansiedad no es un proceso fácil ni corto, pero tiene solución. Es tan solo cuestión de conocer las herramientas y aplicarlas. Consiste en activar tu fuerza de voluntad y cultivar tu resiliencia hasta conseguirlo.

Espero que no remes jamás hacia la Isla de las Excusas, pues ya tienes todo lo necesario para no acercarte a ella. Y si un día sientes la tentación de ir o incluso te ves metido en ella, frena, coge el libro y lee de nuevo aquellos puntos que necesites recordar. Y sal de allí por patas, sigue esforzándote.

EXTRA: MEDITACIÓN GUIADA

Aquí te dejo la meditación guiada, como te prometí en el escalón 23, para que puedas relajar el cuerpo antes de acostarte en tu rutina de ir a dormir. Puedes grabártela con el teléfono móvil y usarla cuando la necesites.

Antes de empezar busca un sitio tranquilo para hacer tu práctica. Puedes poner una música tranquila que te acompañe o simplemente seguir con la mente el recorrido que haremos.

Túmbate boca arriba con los ojos cerrados y visualiza la sala donde te encuentras, siente el espacio, visualiza paredes y techo y toma conciencia también del suelo, de cómo te sostiene y de cómo te vas relajando sobre él.

Ahora lleva la atención a las piernas. Observa la postura en la que se encuentran e intenta detectar cualquier sensación que puedas sentir en ellas: temperatura, hormigueo... Toma aire y al espirar relaja completamente las piernas.

Ahora centra la atención en los brazos y repite el mismo proceso. Observa la postura de los brazos, observa si notas algún tipo de sensación. Inspira y al exhalar relaja completamente los brazos.

Ahora lleva la atención a la espalda, observa cómo hay zonas que se funden con el suelo y otras no, intenta distinguir entre unas y otras. Y sus sensaciones. Inspira y al soltar el aire afloja la espalda, relájala al completo.

Ahora presta atención al tronco, el abdomen y el pecho. Observa la sensación de la ropa, el peso en tu cuerpo o cómo el abdomen se hincha y deshincha en cada respiración. Igual que anteriormente, inspira y, al soltar, relaja esa zona al completo.

Por último, toma conciencia del cuello y de la cara. Observa si hay tensión en los labios, en los ojos y finalmente elimina cualquier tensión de la frente. Inspira y, al exhalar, relaja completamente la cara.

Observa ahora el conjunto completo del cuerpo, observa su forma, siente su peso e intenta tomar conciencia del volumen que ocupas en el espacio.

Mueve lentamente las manos y los pies, las piernas y los brazos. Empieza a estirarte y a desperezarte. Masajea un poco la cara, estira bien todo el cuerpo, destensa. Elimina todas las tensiones.

Toma aire y, con los pulmones bien llenos reteniéndolo, estira todo el cuerpo, cuenta hasta cinco, suelta de golpe el aire y relaja. Repítelo tres veces más.

Relaja el cuerpo y respira de manera natural, pon la atención en la respiración. Permanece unos minutos más en este punto. Observa cómo te sientes, cómo sientes el cuerpo, cómo sientes tu mente. Poco a poco ve saliendo de la relajación y siéntate antes de ponerte de pie.

SEGUNDA PARTE

El arte de ser feliz

Este pequeño libro nació de una manera muy extraña. Hacía exactamente dos semanas que se había publicado mi primer libro. Fue una obra muy humilde, pues en aquel momento a mí solo me conocían mi mujer, mis padres y cuatro más en Instagram que habían asistido a alguna de mis charlas. Así que cuando decidí ponerme a escribir, no pensé que una editorial como Planeta estaría interesada en un chico como yo. Me equivocaba, como tantas veces en la vida.

Como te decía, dos semanas después de publicar mi primer libro sonó el teléfono. Estábamos en plena pandemia y hacía solo dos días que nos habíamos encerrado en casa. Era la época más punki, cuando solo podías salir a pasear el perro y a comprar lo imprescindible. Total, que el móvil me avisó de que tenía una llamada. «Hola, soy Rocío, de Diana, del Grupo Planeta, te llamo porque estamos creando una colección de *e-books* y nos gustaría que hicieras uno sobre la ansiedad».

No me lo podía creer. Tenía que hacerme un poco el interesante, pero estaba claro que mi respuesta sería «sí». Cuando uno quiere escribir y te quiere fichar uno de los grupos editoriales más grandes del país, respondes de manera afirmativa.

«La única pega es que... tenemos un problema —prosiguió Rocío después de mi "sí" cautivador—. Tendrías que entregar el texto en una semana».

Mi mujer diría que la chulería de lo que te contaré a continuación es porque soy Aries. La verdad es que siempre he tenido un carácter muy de hacer las cosas y punto. Así que, ni corto ni perezoso, cogí a los niños, los llevé a casa de mis padres (no se podía salir, pero bueno... el delito ya está prescrito), y los dejé allí para empezar a escribir a las siete de la mañana cada día y terminar a las once de la noche. Le dije a Rocío que en seis días lo tendría en su bandeja de entrada, y así fue.

Mi mujer, Elva, que me aguantó esa semana, puede corroborar mi historia.

Y así es como apareció el *e-book El pequeño libro de la ansiedad*.

Un año después me llamaron de la editorial y me dijeron que el escrito estaba gustando mucho y que querían hacer una edición de bolsillo. Por supuesto, mi respuesta volvió a ser afirmativa. Así que nació la primera edición en papel del libro. Ahora que ya entiendo un poco más esta industria, me he dado cuenta de que este libro ha ido completamente al revés de lo habitual. Los libros salen primero en edición grande y bonita, y si funcionan, les siguen luego el *e-book* y las ediciones de bolsillo. Lo que vengo a decirte con todo esto es que este no es un libro normal. Mis amigos más místicos me dirían que lo canalicé. Puede ser, aunque yo soy más de creer en el trabajo que en las canalizaciones. Pero quién sabe.

Ahora tienes en las manos esta versión bonita y fantástica de *El pequeño libro de la ansiedad* que, sin intención de alabarme, ahora se ha convertido en *El pequeño gran libro de la ansiedad*. Cuando Rocío me volvió a llamar para publicar esta nueva edición nos pareció una gran oportunidad para poder contar el después de todo lo que escribí en la primera versión. Me explico. La ansiedad puede ser terrible, lo sé de sobras, pero es un aprendizaje forzoso de narices. Y aprender de ella es aprender sobre ti, y cuando te conoces y asimilas cómo vivir en serenidad es inevitable ir más allá. Así que el siguiente paso es aplicar todo aquello que te lleva a ser más feliz, y resulta que muchas de las herramientas de las que hablábamos para salir de la ansiedad te pueden ayudar a este cometido también. Eso y un poquito de filosofía para comprender el mundo y saber cómo adaptarnos a él puede ser una gran receta para el éxito. Así que esta nueva y renovada versión del libro me ha permitido contar todo lo que he aprendido, ya sin ansiedad, sobre el arte de ser feliz, y te aseguro que me considero una persona muy feliz. Y sí, ya sé, también discutiremos sobre qué es la felicidad, no te preocupes que no caigo en estas simplicidades, ya me conoces.

Resulta que hoy, cuatro días después de Sant Jordi, he empezado a leer la autobiografía de Agatha Christie. A ver si se me pega algo, pues dicen que es la escritora más vendida del mundo. Total, que leyendo su fabulosa y feliz vida, me he dicho: «¡Ya está! En el libro he dado las herramientas para superar la ansiedad, sobre todo la parte fisiológica, así que ahora voy a dedicar dos capítulos a explicar cómo ser feliz». Porque... ¿se puede ser feliz?

Averigüémoslo juntos.

Antes de empezar permíteme que te cuente los escalones que vamos a subir a continuación y por qué he decidido incluir estos en el libro y no otros. La felicidad me parece un concepto muy abstracto y, como me considero una persona muy práctica, me he preguntado: ¿Dónde queremos ser felices? ¿Cuáles son los puntos vitales que más nos preocupan? Y, respondiendo a mis propias preguntas, he decidido dividir el concepto felicidad en cinco escalones: el yo, la pareja, los padres, los demás y el trabajo. Y hacer un escalón más, como hice con la primera parte del libro, para aprender de los grandes maestros.

Ahora sí, empecemos a subir.

ESCALÓN

N.º 1

La felicidad en el yo

Mi hijo está empezando a hablar, tiene ahora un año y pocos meses. Bueno, en realidad me estaría ciñendo mucho más a la realidad si dijera que no para de hablar. Cada palabra que aprende se le queda grabada en la mente y, como si una conexión mágica se activara, su boca la suelta sin parar hasta afianzarla y comprenderla. Es una maravilla.

Una de las cosas que hace es hablar en tercera persona. Creo que lo hacen todos los críos o la mayoría. Lo cierto es que mis tres hijos lo han hecho todos. Es curioso cómo comenzamos la vida sin identificarnos con nosotros mismos. Ahora, si le preguntas a mi hijo por ejemplo: «¿De quién es esta pelota?», él responde de inmediato: «De Tan». Se llama Jan, pero una de dos: o aún no domina la jota, o sabe lo monísimo que resulta diciendo su nombre con te y saca provecho de la situación. La cuestión es que parece como si esa alma recién aterrizada en ese pequeño cuerpo de bebé aún no se hubiera hecho con él. Es muy curioso, porque sé, al igual que ha pasado con sus hermanas, que llegará un día en que empezará una nueva etapa y de repente ya no será Tan, sino «Yo».

El descubrimiento de este Yo me parece el inicio del desarrollo personal. En ese momento en que nos identificamos con nosotros mismos empieza un camino por descubrir. ¿Quién soy? ¿Y cómo interpreto el mundo?

Así que creo que la idea es clara. ¿Cómo ser feliz con uno mismo? Comprendiendo muy bien quién somos. ¿Y cómo lo podemos hacer? Pues copiando, no hay otra.

Las neuronas espejo son un tema interesantísimo dentro de la neurociencia. Estas nos permiten comprender los sentimientos de los demás y establecer conexiones entre nosotros. Cuando observas a otro actuar, pensar o sentir se producen pequeñas estimulaciones eléctricas en el cerebro que activan esa señal recibida. Por eso hacen posible que el cerebro imite no solo las acciones de los demás, sino también sus emociones. Gracias a ello somos seres sociales. De la misma manera, comprender a los demás nos ayuda a entendernos a nosotros mismos. Me explicaré, es tan sencillo como la ley de los opuestos. Si no sé qué es estar triste, jamás conoceré la felicidad. Si no conozco lo que es sentirse enfermo, no sabré lo que es estar sano. Me sigues, ¿no?

Bien, poniéndome en el lugar de los demás puedo escanear cómo me siento yo, este es uno de los principales motivos por los que necesitamos vivir en sociedad rodeados de gente que amamos. Cuando te aíslas de los demás, poco a poco te vas pudriendo, tu cerebro deja de segregar oxitocina, el neurotransmisor del amor y la confianza. Y poco a poco vas cayendo en la apatía, la ansiedad y la depresión.

El proceso de crecimiento personal no termina nunca. A lo mejor ha empezado el tuyo con este libro. No dejes jamás de mirar y comprender quién eres, pienso que esta es la única ruta hacia la felicidad.

Además de conocernos bien a nosotros mismos, se encuentra la cuestión de cómo interpretamos el entorno. Esto es muy sencillo, ya te comenté algunos aspectos en la primera parte del libro, pero la idea pasa por aceptar aquello que no puedes cambiar (proceso de adaptación) y cambiar aquello que sí puedas (proceso de esfuerzo).

Aceptar no es resignarse a que las cosas son como son y punto. Aceptar es adaptarse al *flow* de la vida. Si te ha tocado vivir en un mundo donde las reglas son las del juego de la oca, por poner un ejemplo, por mucho que intentes convencer a todo el mundo de que tú quieres jugar al parchís, esas reglas no te van a funcionar. Conozco a muchas personas que se pasan la vida instaladas en la queja, asegurando que el mundo es un asco y que este sería mucho mejor con las «reglas del parchís», y a lo mejor tienen razón. Pero resulta que ahora se «juega a la oca», y si aprendes bien las normas de ese juego, podrás avanzar y a lo mejor hasta ganas la partida. Serás mucho más feliz.

Eso sí, las cosas no vienen solas: toda recompensa vale un esfuerzo. La creencia de que todo me tiene que salir bien por mi cara bonita, conlleva mucho sufrimiento. Y te aseguro que lo veo en muchas personas que no son conscientes de ello, pero que en el fondo lo piensan. Acuérdate de la frase de Bruce Lee que dice que no hay límites, sino fases. Pues vamos a por ellas.

Aprendizaje del escalón n.º 1

- La felicidad empieza en el yo, en conocerme bien y saber cómo interpretar el entorno.
- Hay que aprender a aceptar y a luchar. El equilibrio entre estas dos fuerzas nos lleva a un estado de serenidad y calma.
- Las alegrías hay que sudarlas. Si no hay un esfuerzo previo, jamás sentirás que lo has conseguido. Esa es la teoría de Ikea. Un mueble de esta famosa empresa sueca te hace mucho más feliz que el de cualquier otra. ¿Sabes por qué? Porque lo has montado tú.
- Rodéate de gente que te quiera y sé amable y agradecido con ellos, tu cerebro se encargará entonces de segregar las hormonas necesarias para que te sientas feliz.

ESCALÓN
N.º 2

La felicidad en la pareja

Estaba investigando para escribir este escalón y me he encontrado con muchos conferenciantes y terapeutas de mi ciudad que hablan sobre la pareja consciente. Después he visto que ninguno de ellos la tiene y que, el que la tiene —bajo un paraguas de pareja moderna y liberal—, solo la ve los fines de semana porque viven separados. Desde mi humilde punto de vista eso es tener un noviete, no una pareja, pero bueno, a lo mejor es que soy un clasicón. La cuestión es que no te voy a contar nada sobre lo que estas personas dicen saber sobre el tema. Ve a YouTube y gózalo tú mismo.

En realidad, y por desgracia, esto sucede con la mayoría de las cosas, en casa de herrero cuchillo de palo. Estamos en la era social del «burro motivado», que diría Emilio Duró.

En mi caso puedo contar que estuve varios años en una relación tóxica. Mi papel allí era más de papá salvador que de pareja en sí. Ahora, años más tarde, a esa persona le han diagnosticado Asperger, entre otras cosas. Parece que su comportamiento más bien frío, inesperado e incluso violento tiene una explicación. Eso no quita que yo estaba enganchado a esa relación. El día que conseguí salir de ese estado de ansiedad y depresión y cerré la puerta de casa detrás de mí para no volver a abrirla jamás, me prometí a mí mismo que no volvería a tener pareja, afirmación sacada de la conclusión de que el amor no existía y de que las parejas solo restaban, jamás sumaban.

Me equivocaba, pues encontré una que multiplica. Resulta que mi mujer, pues ya llevamos un año casados, es una experta en temas de pareja y me ha enseñado, a través de la convivencia con ella, lo que es ser feliz en compañía.

Voy a intentar resumirte mi aprendizaje más reciente sobre el tema.

Lo primero que tienes que tener claro es que hay que saber amar al otro. A veces esperamos recibir sin dar, y para mí ese es uno de los principales problemas de una relación. Porque es evidente que al inicio de esta aventura amorosa vas a recibir mucho más de lo normal. Pero cuando el tiempo vaya pasando y la convivencia vaya calando hondo, lo que se convertirá en un colchón de seguridad es el amor y el respeto que os tengáis el uno al otro.

Yo amo a mi mujer tanto que un día le dije lo siguiente: «Te quiero tanto que estoy contigo por elección, no te necesito». Cuando estamos acurrucados en el sofá y le pido mimitos, se ríe de mí repitiendo esta frase con la ñ. Ya sabes: «Ñi quiero tanto que ñi ñi ñi...».

Lo segundo que me ha enseñado mi mujer es a tener siempre sentido del humor. Como pintó Andreu Buenafuente en ese famoso cartel, que ahora veo en camisetas por todos lados y que ha convertido incluso en libro: «Reír es la única salida». Y es que es totalmente cierto. En uno de mis libros tuve la oportunidad de estudiar este tema con mi coautora, una reputada doctora en neurociencia, y vimos que cuando sonríes envías un mensaje a tu cerebro a través del nervio vago que dice: «Todo está genial». Al hacerlo segregas endorfinas, dopamina y serotonina, neurotransmisores relacionados con la felicidad. Además, se ha visto que incluso forzando el gesto de sonreír, alargas la vida y haces desaparecer la ansiedad y el estrés. Yo soy una persona muy risueña y me encanta el humor, podría decir que el único consumo que hago de televisión va en esa dirección: programas que me hagan reír. Y con la pareja sucede lo mismo. Si no eres capaz de reírte de ti mismo delante de él o de ella, estás perdido. La gente que se toma la vida tan en serio no es para nada feliz. Nada es tan importante, la relación de pareja tampoco.

El siguiente punto está en aprender a mirar siempre «qué hay de mí en eso». Me explico, porque esto te puede servir para la pareja o para cualquier relación en esta vida. Muchas veces, cuando algo nos enfada, lo primero que hacemos es buscar culpables a nuestro alrededor, y claro, uno de los que tenemos más a mano es la pareja. Déjame que te cuente una anécdota que tuvo lugar en uno de mis cursos. No recuerdo el nombre de la alumna, que me perdone si lee esto. Esta chica estaba hasta las narices de su marido. ¿El motivo? Nunca, jamás de los jamases, fregaba los platos. Y claro, ella se cabreaba mucho y le decía:

—Eres un guarro, me levanto por la mañana y los platos por fregar, es que eres incapaz de ayudar en casa.

—Lo siento —respondía él—, no me he dado cuenta, ya miraré de tenerlos siempre fregados.

—Sí, claro, siempre dices lo mismo, pero nunca lo haces.

Esta podría ser una escena muy común en cualquier familia. Da igual si son los platos, las camas o hacer la cena. Las tareas domésticas provocan disputas.

En medio de la clase esta chica nos habló de su problema, y le hice una reflexión:

—¿Has pensado que a lo mejor es verdad que no se da cuenta? Es decir, vamos a hacer una prueba. ¿Qué pasaría si tú no friegas los platos? ¿Los terminaría fregando él?

Hicimos la prueba y, por supuesto, al día siguiente con la pila de platos sucios en la cocina, sin que nadie le dijera nada, él se puso a fregar los platos. Entonces, ¿cuál es el aprendizaje? El problema no lo tiene él, lo tienes tú. Es a ti a quien te molesta que los platos no estén fregados. Su umbral de platos sucios está muy lejos del tuyo, en realidad, como cuatro o cinco comidas más lejos que el tuyo.

Imagina cómo cambiaría la cosa si en vez de ladrar y quejarte sobre lo vago que es y lo mal que lo hace, te sentaras con él y le dijeras: —Mi amor, mira, tengo un problema, me pone de los nervios ver los platos sucios. Es cosa mía, lo sé, pero no puedo vivir con eso. ¿Crees que podrías ayudarme con este tema, o podemos mirar la manera, entre los dos, de que la cocina quede siempre limpia?

Lo hizo y, por supuesto, funcionó. Yo no tenía la más mínima duda. Y eso enlaza con mi siguiente aprendizaje, el cual, comentándolo hace poco con un importante CEO del mundo editorial, me ayudó a afianzar su convencimiento: la pareja es como una empresa, funciona exactamente igual.

Cuando empecé a crear BYE BYE ANSIEDAD y a hacer de ello una empresa, me apunté a una formación para aprender sobre el tema, pues no tenía ni la más mínima idea de cómo empezar un proyecto empresarial, y menos de hacerlo crecer. Recuperando los apuntes de aquella formación, he encontrado lo siguiente:

Los 11 principios de la organización:

1. Orientación a objetivos
2. Especialización
3. Jerarquía
4. Unidad de mando
5. Difusión
6. Tramo de control
7. Coordinación
8. Comunicación
9. Flexibilidad
10. Continuidad
11. Responsabilidad

Según ellos, estos son los once puntos que hay que tener en cuenta para que una empresa funcione. ¿Los trasladamos a la pareja?

- Orientación a objetivos: hay que tener objetivos comunes con la persona que te acompañará en la vida. Si no los hay, la ruptura será inevitable al fin. Si tú tienes como objetivo de vida emprender, empezarás a leer sobre el tema y a aprender muchos términos. Posiblemente entrarás también en el mundo del crecimiento personal, y todo lo que vayas adquiriendo y logrando lo querrás compartir con tu pareja. Si ella no está en la misma onda, os aburriréis uno a otro, y eso no te hará feliz.
- Especialización: cada uno tiene que hacer lo que se le da mejor. Si tú tienes más maña con los niños, pues tú dedicarás más horas a esa tarea. Si, por lo contrario, ella es

mejor con los números, pues que se encargue de la economía familiar. Si todos intentamos hacerlo todo, no llegaremos muy lejos. De ahí la importancia de conocerse bien antes a uno mismo.

- Jerarquía: importantísimo saber quién manda en cada cosa, y crear así una cadena de mando para que cada tarea se pueda hacer bien. Mi mujer hace la compra mil veces mejor que yo, así que la mayoría de las veces va ella, gasta mucho menos y comemos más saludable. Pero como es lógico, a veces tengo que ir yo, y cuando voy me ciño a sus órdenes, pues ella es la encargada de este sector. Ni se me ocurre improvisar. Lo mismo sucede, al contrario, con la limpieza de la cocina, por ejemplo.
- Unidad de mando: cada uno tiene que mandar en lo suyo. Una vez tengáis claro cuál es la tarea asignada a cada miembro, hay que dejar muy claro quién toma las decisiones y da las órdenes en cada uno de los temas. Y si no estás de acuerdo con lo que dicta tu pareja, es porque no aplicáis bien el siguiente punto.
- Difusión: hay que explicar muy bien al otro por qué hacemos las cosas de esa manera y demostrar por qué estamos al mando de esa «sección». De la misma manera, también podremos escuchar opiniones del otro y sentirnos libres de llegar a acuerdos donde todos nos sintamos cómodos. Ya sé que puedes estar pensando que esto no sucede ni en tu casa ni en tu trabajo, pero en una relación emocional y laboral sana las cosas funcionan así.
- Tramo de control: cada uno tiene que hacer solo aquello para lo que le dé el tiempo, sin entrar en estrés ni ansiedad. En el trabajo se habla de *burnout*, o síndrome del trabajador quemado. Pero te aseguro que en casa tam-

bién sucede: el marido o la mujer quemada o el papá o la mamá. ¿O no?

Por eso es importante saber poner límites y tener claro hasta dónde puedes llegar, y cada uno tiene sus propios límites. Es posible que tu pareja haga tres tareas más que tú. No te sientas mal por ello, a lo mejor es que él está preparado para hacerlas y tú no.

- Coordinación: ¡somos un equipo! Creo que este es el lema que más repito en casa. Bueno, lo hago en plan cancioncilla, digo: ¿Somos un equipo? ¡Sí, bien! ¿Somos un equipo? ¡Sí, bien! Y lo hago dando palmas, soy un motivador nato. Esto lo hago mientras los niños ponen la mesa u ordenan la habitación. Pero creo firmemente en eso: somos seres sociales y trabajamos muy bien en equipo. Llegamos mucho más lejos haciendo las cosas en comunidad. Lo aplico a la pareja, al trabajo y a todos los espacios de mi vida.

  Así que en casa toca colaborar. Muchas veces hacemos las cosas solos porque queremos ir más rápido, o por no molestar a los demás: «Total, ya lo hago yo», pensamos. Hasta que petamos, y luego culpamos a los demás de que nunca nos ayudan. Pon música de fondo y todos a bailar juntos.
- Comunicación: no creo ni que haga falta que comente este punto. Pero bueno, supongo que entiendes que para que todo lo demás funcione, necesitamos crear un flujo constante de comunicación que discurra en ambos sentidos.
- Flexibilidad: este punto es al que creo que hay que ponerle más atención, porque pienso que muchas veces nos resulta difícil. Tienes que estar capacitado para efectuar los cambios y las adaptaciones que sean necesarias, tanto en la relación emocional como en la convivencia.

- Continuidad: en este punto, mis apuntes de Empresariales hablan de pensar a largo plazo. Creo que, si hablamos de relaciones de pareja, lo podríamos traducir en tener objetivos, tener sueños que cumplir. Los sueños hacen que la vida no sea monótona y que luchemos para conseguirlos. Hay dos aprendizajes en este punto: el primero estará en disfrutar del camino y apoyarnos mutuamente. Cuando uno esté de «bajona» el otro anima, y al contrario. Y el segundo es no tener prisa. A veces los objetivos son muy a largo plazo. Paciencia, que todo llega en esta vida.
- Responsabilidad: este punto falla en muchas relaciones, al menos a mí me ha costado años entenderlo y aplicarlo. Cada uno tiene que hacerse responsable del rol que ha decidido asumir. Yo lo llamo vivir como un adulto, vaya... madurar. Veo muchas parejas con roles infantiles, que no son responsables de lo que esto significa y que fracasan al final.

Aprendizaje del escalón n.º 2

- Para amar a otra persona y que la relación funcione, primero tienes que quererte a ti mismo. Y el amor propio no viene dado; al igual que cuando queremos a otra persona, querernos a nosotros mismos conlleva esfuerzo, escucha, aprendizaje y dedicación.
- El amor y la convivencia en pareja funcionan igual que una empresa. Hay cargos, tareas y responsabilidades para cada miembro del clan.

- Hay que aprender a: tener objetivos, saber en qué eres bueno, delegar en lo que no lo eres, dirigir en tu sector, a coordinarte con el otro, a comunicarte con él, a aceptar que hay cosas que no se harán a tu manera, a hacer planes a largo plazo y, finalmente, a madurar y vivir la vida como un adulto.

ESCALÓN N.º 3

La felicidad en los demás

En una ocasión, de esto hará ya unos diez años, tuve la oportunidad de comer con un conocido motivador empresarial.

Siempre he pensado que tengo un poco de suerte y que la vida me regala encuentros con grandes personalidades para que pueda aprender.

Después de este encuentro que te relataré, cambié mi opinión ciento ochenta grados.

A través de un amigo en común que le habló de mí y de mi visión sobre el mundo de la salud mental, este gurú del éxito empresarial y yo fuimos a cenar.

Estuvimos charlando de manera muy fluida, fue una cena muy agradable en la que básicamente él me daba consejos a mí. Era lógico, su proyecto estaba en la cumbre más alta y yo tan solo acababa de empezar.

No te extrañe si no te digo su nombre, la verdad es que hemos coincidido algunas veces, pero no tengo la confianza para decirle que voy a escribir sobre él. Si me lee, ya sabrá que es él, y por el aprendizaje que vamos a extraer de este episodio, el nombre nos da igual, la verdad.

De aquella cena obtuve varios mensajes que han calado hondo en mí y han modificado mi vida para bien. En un momento en que hablábamos de amistades me dijo:

- Si tu entorno es positivo, amable, educado, exitoso, coherente, honesto y, en definitiva, si tiene unos valores positivos, es altamente probable que tú también seas una de esas personas.
- «En mi entorno hay de todo —pensé—, pero también abundan personas tóxicas, que solo piden y que me hacen sufrir.» Mi gurú personal siguió:
- Si, por lo contrario, tu entorno más cercano es negativo, lleno de conflictos, desordenado, con tendencia a vivir situaciones de fracaso, con complicaciones en general, quizá te encuentres en un estado emocional con ciertos conflictos por resolver y, aunque no quieras, sin darte cuenta, estés alineado con este ambiente. Hay una frase de Jim Rohn, famoso empresario y orador motivacional, que dice: «Eres la media de las cinco personas con las que más te relacionas».
- Me quedé impactado con esta frase. Y por eso te digo que cambié mi opinión ciento ochenta grados. Yo no tenía suerte, estaba empezando a hacer nuevos amigos y esas nuevas amistades me llevaban a sitios donde quería estar.

Hacía ya tiempo que la ansiedad no paralizaba mi vida y un nuevo Ferran había empezado a surgir. Durante años, conferencias y charlas he hablado de «el verdadero Ferran», pero ahora creo que cada uno pasa por varias versiones de sí mismo en esta vida. Mi versión de los 15 a los 25 años era una de esas que te llegan por AliExpress.

A partir de los 25 años empecé un nuevo camino de autoconocimiento y poco a poco comencé a brillar con luz propia y, por supuesto, todo mi entorno inició un cambio. Ahora soy muy feliz, y lo digo sin miedo a que nadie me ponga verde, ya que estas frases resuenan de manera muy negativa en los que no lo son. Ya veréis las críticas que va a generar esto en las opiniones de Amazon. Así que si alguien como yo lo ha conseguido: ser feliz, brillar con luz propia, cambiar... te aseguro que lo tienes fácil. Pero volvamos a esa felicidad en el entorno social.

Esta felicidad va de dentro hacia fuera, como la mayoría de las cosas. A veces leo artículos que hablan de personas tóxicas, de cómo liberarte de ellas. Pienso que las personas tóxicas no existen, aunque antes lo creía realmente. Después de esa cena me di cuenta de que la frase que decía mi abuela «Dios los cría y ellos se juntan» es cierta. Y es que pocas veces falla el refranero popular. Quiero decir que, si tú brillas de color azul, se te acercan las personas que aman ese color o que brillan con el mismo. Si por el contrario brillas de color rojo, pues igual. Atraes aquello que eres.

Aprendizaje del escalón n.º 3

- No seas una persona de AliExpress, trabaja duro para conocerte y saber cómo relacionarte con tus amistades.
- Fíjate bien en las personas con las que te relaciones, porque tendrás un poco de cada una de ellas.
- Busca rodearte de personas que tengan objetivos parecidos a los tuyos.
- Brilla con luz propia. Menudo topicazo, ¿eh? Pero es totalmente cierto. Se te acercarán aquellas personas a las que generes un interés. Como te presentes al mundo, este te lo devolverá.

ESCALÓN N.º 4

La felicidad en los padres

Llevo días estancado en este capítulo. Quería empezar con un bonito cuento que alguien me regaló en una ocasión. Por mi cabeza pasan mil títulos distintos, incluso hace unos días creí encontrarlo, pero resulta que tampoco era este. Por más que busco por todos lados no consigo dar con él. A lo mejor lo he soñado, a veces me sucede, o a lo mejor es una historia que alguien me contó una vez, pero que jamás leí.

La cuestión es que quería transcribir aquí el cuento entero, pero no me veo capaz de reproducirlo, y de aquí mi estancamiento creativo.

Lo que sí voy a hacer es compartirte la moraleja, porque es muy simple: decía que tus padres te dan la vida al nacer y que tu única obligación como hijo es devolverles el favor algún día. El protagonista de la historia pasaba por un proceso de crecimiento personal de varias fases. Empezaba con la negación: «¿por qué tengo que devolverles nada a mis padres?». Luego por un proceso de preocupación: «no sé cómo podré devolver todo a mis padres» y finalmente por un proceso de aceptación: «ya entiendo que no hace falta devolverles nada».

Supongo que entiendes por dónde van los tiros, pero vamos a hablar de la felicidad en la familia, y sé que es un tema que a muchos nos remueve, nos ha removido y nos removerá. Vamos allá.

Cuando eres adolescente y ves que te estás convirtiendo en un adulto «responsable» entras en una etapa estúpida en la que crees que lo sabes todo y que nadie te puede mostrar cómo vivir tu vida. A los únicos a quienes haces algo de caso es a tus amigos, que son igual o más imbéciles que tú. Le llaman «la edad del pavo», y me parece uno de los mejores *namings* de la historia.

Total, que a esa edad pasas, como el protagonista del cuento, por una fase de negación, en la que crees que no les debes nada a tus padres y que ellos tienen la obligación de hacerte feliz por el mero hecho de haberte traído al mundo. «Menuda cara, ¿quién les preguntó si yo quería venir?», te cuestionas a menudo. Me he encontrado a personas adultas atrapadas en esa fase. Las mando rápidamente a una de las psicólogas del equipo. No sé cómo hay que trabajarlo, pero sospecho que estar enganchado en esa fase provoca sufrimiento, tengas la historia que tengas con tus padres. Tengo que decir que la mayoría avanza entrando en ese estado de aceptación del que ahora hablaremos.

Cuando te haces mayor, empiezas a ver a tus padres como dos adultos que aciertan a veces y que se equivocan en otras ocasiones. Y es en este punto cuando te das cuenta de que les debes mucho: tu educación, tus valores, y que no te haya faltado de nada y seas una persona sana y feliz. Ya sé que hay muchos casos y muchas historias para no dormir en este tema, pero piensa que te hablo desde un punto filosófico y de interpretación del entorno. Los casos que son excepcionales los mando siempre a un profesional acreditado en este tipo de cuestiones.

En esa fase, al igual que en el cuento, entras en un estado de preocupación en el que no sabes cómo hacer que tus padres se sientan orgullosos de ti. De alguna manera eso es un espejo donde buscas la aprobación de ti mismo a través de ellos.

Cuando consigues superar esta fase entras en la etapa de aceptación. Una fase interesantísima, no solo para encontrar la felicidad con tus padres, sino también en cualquier aspecto de la vida.

La psicología budista trata la aceptación como un camino hacia la liberación del sufrimiento. La idea básica es no buscar la manera de esquivar las situaciones dolorosas, sino admitir que son como son y en consecuencia dejar de sufrir por ellas. Se qué es complejo. Los estoicos lo llamaban «la disciplina del deseo». A lo mejor es más fácil de entender para nosotros desde ese prisma. Qué es y que no es adecuado desear, se preguntaban Marco Aurelio o Epicteto. Lo que está bajo nuestro poder es deseable porque es tangible y lo podemos conseguir. Lo que no lo está, mejor no desearlo, pues nos va a comportar sufrimiento. Aceptar implica contemplar nuestro destino como necesario e inevitable. A eso lo llamaban *amor fati* (amor al destino). Qué maravillosa actitud para ser feliz, ¿no te parece?

Creo, en definitiva, que todos tenemos que pasar por estas tres fases para estar en paz con aquellos que nos han ayudado a crecer. Y ojo, que un padre o una madre puede ser todo aquel que nos acompañe en esa etapa primeriza de la vida, no tiene por qué ser la persona que nos la da. Me explico, ¿verdad?

Desde mi punto de vista, esta última parte, la aceptación,

es una actitud imprescindible para ser feliz, pero me gustaría desatacar que me parece innegociable el hecho de pasar por las dos anteriores para conseguir aplicar esta lo mejor posible.

Aprendizaje del escalón n.º 4

- Para estar en paz con uno mismo hay que llegar a aceptar a los padres y así poder darles amor de manera incondicional.
- Para poder alcanzar ese estado hay que pasar por dos fases previas: la negación y la preocupación. Estas fases se pueden entremezclar en algún momento y son aprendizajes que nos llevarán a ser más felices.
- Hay que gestionar lo que depende de nosotros y aplicar el *amor fati* a todo aquello que no podemos controlar.

ESCALÓN N.º 5

La felicidad en el trabajo

Y vamos con este «temazo» que trae cola y que está cambiando a tal velocidad que, a lo mejor, cuando se publique este libro, el trabajo como lo conocemos hoy ya no existe.

Dicen que hemos avanzado más en los últimos cien años gracias a la tecnología que en toda la historia de la humanidad. Y sin duda esta nueva herramienta a nuestro alcance está haciendo que los hábitos laborables varíen de manera notable. Hace ya algunos años que se oye hablar del teletrabajo, y la reciente pandemia ha hecho que esta tendencia se acelere.

Cada vez somos más los trabajadores que llevamos a cabo nuestras tareas desde casa: con una buena conexión a internet y un portátil o una tableta no necesitamos mucho más. Esto tiene cosas buenas, sin duda, como el permitirnos tener jornadas laborables más flexibles. Pero también nos trae algunas dificultades que tendremos que aprender a enfocar si queremos vivir nuestro empleo con felicidad.

- Poner límites: debemos tener muy claras nuestras horas de trabajo, si no, y esto ha sucedido mucho durante la pandemia, estaremos más tiempo trabajando del que nos gustaría. Así que toca reorganizarse muy bien, hacer un buen *planning* de las horas laborales y las de descanso. Es muy importante en este punto que observes qué es lo que a ti te sienta bien. Ya sé... puede que estés pensando que a ti te toca fichar en la oficina a una hora y te dejan salir a otra. Es posible, aún hay mucho empresario con poca visión que vive anclado en pleno siglo XX. Este modelo de negocio terminará por desaparecer, pero aún lo veremos al borde del abismo unos años, hasta que decida soltarse y caer definitivamente en el olvido. Si trabajas en una empresa de este tipo, para ti será mucho más sencillo poner ese límite de horas trabajadas, aunque dos consejos muy obvios serían que no te llevases el trabajo a casa y que durante tu jornada hicieses pequeños descansos por cada hora trabajada.

- Si estás teletrabajando, otro límite que debes tener en cuenta para tu felicidad es separar el espacio físico de trabajo del personal. Ahora mismo estoy escribiendo estas líneas desde una pequeña tetería que hay cerca de mi casa. Salgo a trabajar porque, si no, cuando vuelva a casa con mis hijos, estaré solo pensando en el trabajo. Me conozco bien y sé cuánto me gusta lo que hago, así que lo mejor para mí es separar esos espacios. Ahora hay mil cafeterías con wifi y tranquilidad, y también existe la posibilidad de trabajar en un *coworking*. ¿Por qué crees si no que han aparecido tantos últimamente?
- Ojito con los ojos: muchas horas delante de la pantalla pueden provocar problemas con el sueño. La luz azul de estos dispositivos afecta, según la ciencia, a nuestro ritmo circadiano. Todos nuestros organismos se adaptan a

este ritmo, y una sobreexposición a este tipo de luz puede llevarnos a un «caos» interno. Lo más normal es que tengamos desajustes en el hambre y el sueño. Así que hay que poner solución a esto, y parece bastante sencillo: unas gafas de filtro amarillo, que venden ya en todas partes. Parece que lo tenemos solucionado, al menos, hasta que nos digan lo contrario.

Por último, y para ir terminando, piensa que todo lo que hemos tratado en los capítulos anteriores te sirve también aquí. Si tienes que lidiar con compañeros y jefes o clientes y proveedores, aprender a amarte, poner límites, comprender a los demás, ser generoso y amable, todos estos aprendizajes, te ayudarán a ser mucho más feliz en el trabajo.

Aprendizaje del escalón n.º 5

La conclusión de este escalón es muy sencilla: la vida es cambio, y en el trabajo esto se nota cada vez más. Aprende a fluir con el cambio, no busques la seguridad laboral, pues hace años que no existe, y pisa fuerte sin miedo para encontrar tus mejores virtudes. Destacar y conseguir tus objetivos te hará muy feliz.

Conecta tus acciones con tus valores. En un estudio, los doctores Ed Diener y Robert Biswas-Diener demostraron que aquellas acciones que realizamos con un significado trascendental nos ofrecen una felicidad más duradera. Y que, de la misma manera, las personas que tienen un proyecto de vida lleno de significado son menos vulnerables a experimentar depresión y ansiedad.

ESCALÓN N.º 6

Aprendiendo pop

Para empezar con este nuevo escalón y a modo de resumen de los cinco anteriores que acabamos de subir, me gustaría aclarar lo siguiente: que te vaya bien en el trabajo no significa que seas feliz, ni en la familia, ni en la pareja ni con tus amistades. La felicidad, como dice la doctora Teller, neurocientífica de nuestro equipo, es un estado creado por la segregación de distintos neuroconectores que se activan al hacer distintas acciones de manera repetida.

Pero la felicidad es tan personal para cada uno, que llevamos más de dos mil años intentando descifrar su código. A lo mejor, pienso yo, la gracia del asunto es que no hay ningún código, y que la simple búsqueda de la felicidad nos hace tener un propósito para sentirnos felices.

En la última parte de *El pequeño libro de la ansiedad* me propuse reflexionar sobre cuestiones que podían tener relación con la ansiedad a través de dos grandes doctrinas filosóficas, el taoísmo y el estoicismo. En esta parte final, para hablar de felicidad me gustaría ponerme igual de profundo, pero a través de los filósofos *mainstream* que vemos todos los días. Sí, aquellos que salen en la televisión, en las series, en las películas, porque las grandes preguntas universales y, en definitiva, el camino hacia la felicidad personal, están muy presentes en la ficción. Así que vamos allá. ¿Me acompañas?

> Deberíamos dejar de ser tan mirones y en vez de mirar tanto para afuera dedicarnos más a mirar en el interior.
>
> *La ventana indiscreta*

En 1955 nos llegaba esta película de la mano del genio del suspense Alfred Hitchcock. Y esta frase, muy relacionada con la trama de la cinta, es una reflexión digna de Epicteto. Este, como buen estoico, no presta atención al exterior, pues sabe que no tiene control alguno sobre lo que sucede a su alrededor. Solo presta atención a sus pensamientos y sus acciones. Porque acuérdate de que no tenemos ansiedad por lo que nos sucede, sino por cómo lo interpretamos. Por eso mismo, trata de conocerte, de analizarte y de comprender por qué eres como eres. Busca potenciar tus virtudes y vencer tus malos hábitos, esforzándote día tras día para mejorar.

> Son nuestras decisiones las que en realidad demuestran quién realmente somos, mucho más allá de nuestras habilidades.
>
> *Harry Potter y la cámara secreta*

La verdad es que estos libros me pillaron siendo muy adulto y nunca los he leído, es una tarea pendiente que tengo. Espero que cuando mis hijos sean mayores y se interesen por la lectura sea un buen momento para profundizar en ellos. Esta frase la saqué de la película, que sí he tenido la oportunidad de ver. Y pienso que cuando J. K. Rowling puso en boca de su famoso mago Albus Dumbledore esta frase, detrás había mucho de filosofía griega.

La frónesis es un concepto de la filosofía antigua enfocado de distintas maneras por Aristóteles o Sócrates, e incluso por pensadores más modernos como Heidegger. Me gusta la definición de ella como la habilidad para pensar cómo y por qué debemos actuar para cambiar las cosas, especialmente para cambiar nuestras vidas a mejor. Recuperé este concepto perdiéndome entre la librería de mi padre hace unos años. Y es un concepto que siempre recuerdo, antes de actuar, aunque tengas grandes habilidades y seas muy bueno en lo tuyo, piensa: ¿qué es lo mejor para mi felicidad y para la de los demás? La respuesta a esta pregunta te llevará a una acción mucho más fluida, sencilla y feliz.

> Oh, sí, el pasado puede doler, pero tal como yo lo veo, puedes huir de él o aprender.
>
> *El Rey León*

¿Quién no ha visto esta versión de la famosa obra de Shakespeare, *Hamlet*? Tenía diez años cuando Disney estrenó esta maravilla de la animación, la cual perdura en el tiempo y envejece casi sin notarse con el paso del tiempo y a las nuevas técnicas. Es probable que la haya vuelto a ver unas quince veces más desde aquella primera vez. El hecho de tener tres hijos ayuda bastante al revisionado, la verdad. Esta película está llena de detalles que podríamos analizar y que nos enfocan hacia actitudes para ser más felices. Seguro que te viene a la cabeza el famoso «Hakuna Matata» de Timón y Pumba. Vive y deja vivir, decían estos dos compañeros de viaje. Pero en este caso me he querido centrar en esta frase que dice Rafiki y que posiblemente no es tan conocida.

Creo que hay poco que analizar porque habla por sí misma, pero quiero recordarte que, cada vez que te caigas en el fango, te levantes, no importa lo que tardes, te limpies bien y vuelvas a intentarlo. Nadie nace aprendido, y a la experiencia se llega a base de caer y volver a levantarse. Así que aprende de todo lo que te suceda. De todo bache puedes sacar una lección y eso te hace más fuerte para los siguientes intentos.

> Hazlo o no lo hagas. Pero no lo intentes.
>
> *La guerra de las galaxias: El Imperio contraataca*

Intentando levantar con el uso de la fuerza una nave atascada en el lodo, el protagonista de la famosa saga *La guerra de las galaxias*, Luke Skywalker, le dice a su maestro Yoda: «Está bien, lo intentaré». Y él le responde con esta maravillosa frase.

Hay una cosa de la que me he dado cuenta en todo este tiempo acompañando a tantísima gente a salir de la ansiedad. Me ha costado años percatarme de ello. Hay personas que no están dispuestas a pagar el precio de las cosas. Me explicaré.

En esta vida todo tiene un precio. Ser feliz tiene un precio, sí, un precio en forma de esfuerzo, en forma de hábitos autoimpuestos, de comer bien, de hacer deporte, de estudiar mucho, de poner en práctica lo aprendido, de equivocarse. Y hay mucha gente que no quiere pasar por ello, quiere la fórmula de la felicidad exprés, y esa no existe. El dinero fácil no existe, el amor fácil no es amor, la amistad rápida no es amistad, y así puedo seguir *in aeternum*. El maestro Yoda, a través de la pluma de George Lucas, lo deja claro: para intentarlo no hace falta ni que te pongas a ello, esa no es la actitud. Hazlo y punto, así verás resultados. De veras, en este mundo veo gente muy torpe que llega muy lejos solo por estar motivada. Luego les costará mantenerse, estoy seguro, porque no hay sustancia, pero llegar, llegan, y es solo porque creen firmemente en lo que hacen. Así que esto me hace pensar que la actitud es un tanto por ciento muy elevado del proceso hacia el éxito personal y la felicidad.

> Todo hombre muere, pero no todos los hombres viven realmente.
>
> *Braveheart*

Esta película me impactó mucho cuando la vi por primera vez en televisión. Qué manera de llorar cuando le cortan la cabeza al grito de «¡Libertad!». Creo que la frase de nuevo habla por sí sola, y me viene otra vez Epicteto a la cabeza.

«No preocuparnos ni por el pasado ni por el futuro, sino vivir siempre en el presente, único período sobre el que tenemos algún control.»

La vida centrada en el futuro nos la complica, pues anticiparnos a aquello que puede ocurrir nos provoca miedo infundado y ya sabes que de aquí nace la ansiedad. Del mismo modo, vivir en el pasado con aquel halo de lo que podría haber sido provoca depresión.

Por ello, Epicteto apuesta por una vida plena en el único

momento sobre el que podemos tener algún poder de decisión: el ahora. Supongo que has leído alguna vez esa frase de Giovanni Boccacio: «Vale más actuar exponiéndose a arrepentirse de ello, que arrepentirse de no haber hecho nada». Yo te invito a ser de ese tipo de personas, las que nos atrevemos a hacer las cosas y luego, a veces, tenemos que pedir perdón. Y no de las que se pasan la vida escondiéndose del mundo. Y si crees que eres de las segundas, que sepas que eso se puede cambiar. Yo era como tú, y he pasado a ser un atrevido empedernido que a veces tiene que frenarse.

> No existen preguntas sin respuesta, solo preguntas mal formuladas.
>
> *The Matrix*

Para terminar, una frase de esta película de ciencia ficción que hizo historia, y que tanto gurú del crecimiento personal utiliza para vender cursos. Se ha hablado largamente de todas las referencias filosóficas de esta cinta de 1999 que cambió para siempre el cine de acción. La trama de la película está basada en Platón y su caverna. En esta existe una dualidad de la realidad. Por un lado, el mundo que llega a través de los sentidos, la caverna. Por otro, el mundo de las ideas, al que se llega mediante la educación. Y volvemos a estar en esa gran cuestión: si la realidad que vivimos depende de nuestra interpretación, ¿nos engañan nuestros sentidos? ¿Todos vemos el mundo que nos rodea de igual manera? Descartes enfocó que el simple hecho de dudar es lo que nos hace saber que existimos, pues si hay duda, hay pensamiento, y si piensas, es que existes: «*Cogito ergo sum*».

Desde mi humilde experiencia, he descubierto que lo que me saca de la duda es el estudio, la lectura, la formación. Y ese afán por entender, por aprender el funcionamiento de aquello que te rodea, pasa por hacerse buenas preguntas. Si te preguntas bien, encuentras respuestas fascinantes.

A lo mejor ese código para llegar a la felicidad del que hablábamos antes está lleno de buenas preguntas, y las conclusiones a las que llegues tú solo son las baldosas amarillas que llevan hacia el Mago de Oz.

Aprendizaje del escalón n.º 6

- Vive el presente, el futuro incierto provoca ansiedad y el pasado inexistente, depresión.
- Pregúntate sobre todo tu entorno y estúdialo. No te creas lo que te digan, a través de buenas preguntas encontrarás respuestas que te llevarán a ser feliz a ti y solo a ti.
- Actúa sin temor a qué dirán o a si lo harás bien. Recuerda, mejor siempre pedir perdón que pedir permiso.
- Tómate cada caída como un aprendizaje, es una muy buena manera de vivir la vida. De todo se aprende y es un buen entreno para ser siempre un poco mejor.
- Deja de mirar a los demás, que cada uno haga lo que quiera, y mira hacia tu interior, allí estará la respuesta a la mayoría de tus preguntas.
- La felicidad no vendrá jamás por aquello que sepas hacer o por aquello en lo que destaques, sino por las decisiones que tomes en tu día a día. Pon ahí el foco.

CONCLUSIONES

El camino para superar la ansiedad es el mismo que para llegar a ser feliz. Me han caído muchos palos estos últimos años por decir esta frase, y más que me caerán. Pero es que por más que le doy vueltas e investigo, sigo creyendo lo mismo.

La ansiedad generalizada en personas psicológicamente sanas es algo que se supera. Y permíteme matizar este término. Hay muchas personas que sufren ansiedad y ataques de pánico y que, además, tienen otros aspectos que tratar en el plano psicológico. Es por eso por lo que yo trabajo con un equipo de psicólogos al lado, para poder ayudarte si este es tu caso.

Pero si un día estabas superbién y al siguiente la ansiedad hizo acto de presencia en tu vida, creo que con la lectura de este libro ya te he puesto muchos deberes para los siguientes meses.

Una vez que tengas por la mano esos nuevos hábitos, que estoy seguro de que ya has empezado a practicar, y te sientas mejor, te invito a que vuelvas a leer esta segunda parte del libro. Verás que con las mismas herramientas y los mismos métodos conseguirás ser una persona Altamente Feliz.

En este mundo te encontrarás con muchas personas que te dirán que no se puede ser feliz y que la psicología positiva es el timo de la estampita. El otro día sin ir más lejos, me apareció en Instagram el anuncio de un psicólogo «cagándose» en este tipo de psicología con una cara de pocos amigos que pensé... «Con la cara pagas».

Yo no hago psicología positiva ni de ningún tipo. Me dedico a compartir lo que a mí, durante todos estos años, me ha funcionado. Y te aseguro que tengo, como todo el mundo, días mejores y días peores, pero me considero una persona muy feliz. Creo que cumplo con los tres aspectos de la filosofía según mis queridos griegos clásicos:

- Alcanzo las metas que me propongo y me siento autorrealizado.
- No dependo de nadie ni de nada, soy autosuficiente.
- Experimento a diario placer intelectual y físico, y consigo evitar el sufrimiento a través de la aceptación y la acción.

Pero esto es solo mi opinión y lo que a mí me ha servido. Como decía Aristóteles: «Todos estamos de acuerdo en que queremos ser felices, pero en cuanto intentamos aclarar cómo podemos serlo empiezan las discrepancias».

Deseo de corazón que encuentres tu manera de ser feliz. Si es parecida a la que yo te he compartido, genial, y si no, también. Todos los caminos llevan a Roma.

El pequeño libro de la ansiedad ha sido posible gracias al trabajo de su autor, Ferran Cases, así como de la correctora Laura Vaqué, el diseñador José Ruiz-Zarco Ramos, el equipo de Realización Planeta, la directora editorial Marcela Serras, la editora ejecutiva Rocío Carmona, la editora Ana Marhuenda, y el equipo comercial, de comunicación y marketing de Diana.

En Diana hacemos libros que fomentan el autoconocimiento e inspiran a los lectores en su propósito de vida. Si esta lectura te ha gustado te invitamos a que la recomiendes y que así, entre todos, contribuyamos a seguir expandiendo la conciencia.